大型 PPP 建设项目集成管理与医疗卫生领域应用

张国宗 著

科学出版社

北 京

内 容 简 介

本书结合该领域国内外最新的理论研究进展和实践案例，系统论述PPP模式在医疗卫生领域应用及项目集成管理。本书运用系统论、信息论、控制论、技术经济、项目管理、PPP、价值工程等现代管理理论和方法，研究了大型PPP建设项目集成管理，分析了我国医疗卫生领域PPP模式应用条件、问题和策略，构建了项目集成管理整体框架与项目环境条件，包括项目全生命周期过程集成、项目管理全要素集成和项目管理知识与方法集成。本书特别注重医疗卫生健康事业，注重PPP模式在医疗行业中的应用。

图书在版编目（CIP）数据

大型PPP建设项目集成管理与医疗卫生领域应用/张国宗著. —北京：科学出版社，2017.8
 ISBN 978-7-03-053676-1

Ⅰ.①大… Ⅱ.①张… Ⅲ.①政府投资–合作–社会–资本–应用–医疗保健事业–中国 Ⅳ.①F832.48 ②R199.2

中国版本图书馆CIP数据核字(2017)第138039号

责任编辑：张天佐 胡治国 ／ 责任校对：郭瑞芝
责任印制：赵 博 ／ 封面设计：陈 敬

科 学 出 版 社 出版
北京东黄城根北街16号
邮政编码：100717
http://www.sciencep.com

北京科印技术咨询服务有限公司数码印刷分部印刷
科学出版社发行 各地新华书店经销
*
2017年8月第 一 版 开本：720×1000 1/16
2024年9月第三次印刷 印张：11 1/4
字数：215 000
定价：**98.00元**
（如有印装质量问题，我社负责调换）

前　言

近年来，大型建设项目发展迅速，国家大力推广政府与社会资本合作 PPP（Public-Private Partnerships）模式。大型 PPP 建设项目日益强调集成管理，重点在于项目本体和项目管理多个维度的一体化，PPP 建设项目在于以项目全生命周期（特许经营期）为对象建立项目的管理系统，再分解到各个阶段，进而保证项目功能服务供给、项目目标、合作伙伴关系、管理要素、过程、责任绩效体系、信息、知识与技术的连续性和整体性。这种项目管理模式要求 PPP 涉及的公共部门、社会资本方和项目团队对项目全生命周期、全管理要素、全项目知识与方法进行科学管理和优化资源配置，向公共部门、使用者和其他项目干系人提供价值最大化、最符合用户需求的项目产品和服务，提高产业运营效率，同时社会资本方获得 PPP 对价，从而产生合理收益，为社会供给更多更好的产品和服务。

在 PPP 众多应用领域中，由于医疗卫生领域突出的社会公益基础设施特点和医疗卫生专业的高知识密集、能力密集、资金密集、服务密集等特点，再加上我国目前正处于医药卫生体制改革的关键阶段，医疗 PPP 建设项目管理成为重点和难点。通过有效的项目集成管理，促使医疗 PPP 建设项目实现项目目标，持续提升项目价值，达到项目干系人满意，为社会提供优质的医疗服务。

本书运用系统论、信息论、控制论、技术经济、项目管理、PPP、价值工程等现代管理理论和方法，研究了大型 PPP 建设项目集成管理，分析了我国医疗卫生领域 PPP 模式应用条件、问题和策略，构建了项目集成管理整体框架与项目环境条件，包括项目全生命周期过程集成、项目管理全要素集成和项目管理知识与方法集成。

另外，本书从医疗卫生事业发展入手，充分认识我国医疗卫生国情实际，根据大型医疗 PPP 建设项目具体特点和问题，分析了 PPP 模式在医疗卫生建设领域应用的内外环境要素，构建了和谐的 PPP

项目生态系统。大型医疗 PPP 建设项目全生命周期过程集成以实现项目全过程的资源有效配置和平衡，使 PPP 项目准备与识别、项目招商、项目融资、策划与规划设计、建设实施、运营与移交形成有效的绩效联动，持续提升项目价值，实现项目整体目标。项目集成管理从本质上说就是从全局观点和顶层设计出发，以项目整体利益最大化作为目标，以项目功能、范围、时间、成本、质量、安全、干系人关系等各种项目管理核心要素及其他辅助管理要素的协调与整合为主要内容而开展的一种综合性管理活动。大型医疗 PPP 建设项目管理要素集成为确保各项项目管理工作能够有机协调与配合，达到各项项目目标的综合平衡，实现甚至超过各方包括政府、社会资本方、公立医院、项目团队、公众及其他项目干系人的期望。

本书的读者主要是 PPP 项目经理、政府 PPP 部门相关人员、PPP 研究人员、医院管理人员、科技工作者，大专院校管理者、经济学专业本科生、研究生等。由于本书编写时间仓促，作者水平有限，书中难免存在不足与疏忽之处，欢迎广大读者指正并提出宝贵意见，以助本书的不断完善。

张国宗

2017 年 3 月于北京知行居

目　　录

第一章 绪 论

第一节 背景和意义

一、项目管理发展

"项目"一词在两千多年前就已经出现。现在，许许多多的工作和任务都以项目的形式表现和存在，建设工程项目最为普遍，也是最典型的项目类型之一，在人类社会经济发展中起着重要的作用。

1. 项目与项目管理

美国项目管理权威机构 PMI（Project Management Institute）在其"项目管理知识体系"PMBOK（Project Management Body of Knowledge）中表述："项目是为创造独特的产品、服务或成果而进行的临时性工作。项目的'临时性'是指项目有明确的起点和终点"[1]。可以理解"项目"是在一定的资源与时间等约束条件下为完成某一特定的产品与服务目标所做的一次性努力。项目具有"单件性、周期性、目标性、约束性"等基本特征。其基本属性是：过程的一次性、运作的独特性、目标的确定性、组织的临时性、成果的不可挽回性。由此可以理解，人类在数千年前即开始从事各种项目活动，如建造古埃及的金字塔、中国的万里长城和都江堰、古罗马的供水渠等。

有项目就有项目管理。项目管理是指将理论知识、技能、工具和技巧应用到项目活动中，以满足甚至超越项目干系人对项目的需求和期望，是现代管理理论在项目中的系统运用。或者说项目管理是在一个确定的时间范围内，充分利用既定有限资源，通过管理技术和工具，完成一个既定目标，提升其价值的一种系统管理方法。项目管理有宏观全局性、顶层性的战略项目管理，有将战略付诸实际的组织性项目管理，也有按着计划具体操作的实施性项目管理，但不论什么层次与形态，项目管理都强调内在逻辑规律，具有明显的"一次性、全过程、强约束"等基本特征。

2. 项目管理发展

项目管理起源很早，直至第二次世界大战爆发，由于参与人员众多，军事项目技术复杂，时间紧迫，因此参战各方开始关注如何有效地管理来实现既定目标，这样现代项目管理应运而生。20 世纪 50 年代，项目管理快速发展，取得重大突破。1957 年，美国的路易斯维化工厂，生产工艺要求昼夜连续运行。因此，每年安排时间停产进行全面检修，检修时间一般为 125 小时。后来他们把检修流程精细分解，发现在整个检修过程中所经过的不同路线上的总时间是不一样的。缩短最长路线上工序的工期，就能够缩短整个检修的时间。经过反复优化，最后只用了 78 个小时就完成了检修，节省时间达到 38%，增加 100 多万美元效益。这就是"关键路径法"简称 CPM，被项目管理者广泛应用。一年后，美国海军开始研制北极星导弹，由于技术新、项目巨大，有 1/3 的美国科学家参与了研制。当时的项目组织者提出一个方法，为每个任务估计一个悲观的、一个乐观的和一个最可能情况下的工期，在关键路径法技术的基础上，用"三值加权"方法进行计划编排，最后只用了 4 年的时间就完成了预定 6 年完成的项目，节省时间达到 33%以上。

以上说明，项目管理能大大促进项目快速完成。同时，吸引了很多从事项目管理的人们一起来共同探索、研究。1965 年，以欧洲国家为主成立了一个组织——"国际项目管理协会"（International Project Management Association，缩略为 IPMA）。1969年，美国成立了国际性的组织"项目管理协会"（Project Management Institute，缩略为PMI）。这两个国际性项目管理组织，大大地推动了项目管理的发展。1976 年，PMI提出制定项目管理标准，经过近 10 年的努力，1987 年推出了项目管理知识体系指南（Project Management Body of Knowledge，简称 PMBOK）。这是项目管理发展中的又一个里程碑，项目管理界把 20 世纪 80 年代以前称为"传统的项目管理"阶段，把 80年代以后称为"新的项目管理"阶段。这个知识体系把项目管理归纳为整合管理、范围管理、时间管理、费用管理、质量管理、人力资源管理、风险管理、采购管理、沟通管理九大知识领域。PMBOK 又分别在 1996、2000、2004、2008、2013 年出版第二、第三、第四、第五版，2004 年的第三版修改较大，形成了 5 大过程组、9 大知识领域、44 个过程组。2013 年的第五版以精辟的语言更新了项目管理 5 大过程组的定义并介绍了项目管理 10 大知识领域与 47 个过程。IPMA 成员国家也在 1991 年推出了知识体系 BOK（Body of Knowledge）。

此外，这两个项目管理协会分别推出了 PMP 和 IPMP 的资格认证制度，每年全球都有大量从事项目管理的人员参加认证考试，我国也在 2000 年左右引进了认证考试。目前，PMP 认证在经过正式的培训后，参加有 200 道选择题的考试，得 137 分可通过，并经过一系列的确认手续后，获得首次认证。每三年为一个认证周期，三年中要获得60 个学分，经申请获得继续认证。IPMA 四级证书认证，即 A 级、B 级、C 级、D 级，每个等级分别授予不同级别的证书：A 级（IPMA Level A）证书是认证的高级项目经理（Certificated Projects Director），获得这一级认证的项目管理专业人员有能力指导一个公司（或一个分支机构）的包括有诸多项目的复杂规划，有能力管理该组织的所有项目，或者管理一项国际合作的复杂项目。B 级（IPMA Level B）证书是认证的项目经理（Certified Senior Project Manager），获得这一级认证的项目管理专业人员可以管理大型复杂项目，或者管理一项国际合作项目。C 级（IPMA Level C）证书是国际项目经理（Certified Project Manager），获得这一级认证的项目管理专业人员能够管理一般复杂项目，也可以在所在项目中辅助高级项目经理进行管理。D 级（IPMA Level D）证书是国际助理项目经理（Certified Project Management Associate），获得这一级认证的项目管理人员具有项目管理从业的基本知识，并可以将它们应用于某些领域。

资格认证制度对项目管理的发展起到了重要的作用。国际上也广泛开展了ISO10006（Quality Management——guidelines to quality in project management）项目管理质量工作，使项目管理的理论与方法日益科学化，项目管理的范围日益专业化和社会化，项目管理的方式日益标准化和规范化，项目管理组织日益国际化。

二、大型 PPP 建设项目管理现状与医疗卫生领域应用

1. 建设项目管理

建设项目管理需要一般管理理论、工程理论与技术和项目管理三个方面的知识体系的支撑。一般管理包括计划、组织、实施和过程控制，还包括法律、统计、可行性研究、后勤及人事、信息等。建设项目管理知识体系与一般管理在许多领域是互相交迭的，如组织行为、财务预算、计划等。工程建设领域理论与技术是指工程建设中策划开发、规划、设计、施工、材料、设备等一系列专门技术的集合。项目管理理论与实践是指进行各种项目管理所需要的一般性知识的集合，其中包括项目决策、范围控制、成本控制、质量控制、工期控制、安全管理等领域的知识和方法。

建设项目管理具体指建筑工程的项目管理，它区别于社会项目管理、IT 项目管理、科研项目管理、军事项目管理等。建设项目管理是通过一定的组织形式，用系统工程的观点、理论与方法，对建筑工程项目寿命周期内的所有工作，进行计划、组织、协调与控制，以达到保证工程范围、工程质量、工程进度、工程预算、工程安全，实现项目功能，提高投资效益的一种管理活动。建设项目管理具有更高的"技术性、系统性与综合性"特征，是技术与管理的结合，是工程科学与技术、管理科学、信息科学以及人文与社会科学的交叉与应用，其特点是集成和构建。建设项目通常是为某一产业发展服务的。

建设项目管理具有突出的"多样性、复杂性与创新性"特点，建筑业作为社会主要支柱产业之一对社会发展影响巨大，所以需要建立符合建设项目特点的项目管理理论、模式与方法。

2. 国内外建设项目管理的发展

现代建设项目管理主要是面向市场和竞争，以人为本、用户思维、柔性管理、强化管理工具、注重数据信息，由此提高建设项目投资效益、工程质量与管理水平[2]。近年来，国际建设项目管理模式主要来自国际上从事工程建设的大型工程公司或管理公司对项目管理的运作方式，主要有以下几种。

（1）总承包模式。即 EPC-Engineering Procurement Construction/Turn Key。它是指工程总承包企业按照合同约定，承担工程项目从设计、采购、施工到运行服务等全过程工作，并对承包工程的范围、质量、安全、工期、造价全面负责，最终向业主提交一个满足使用功能、具备使用条件的工程项目。根据工程需要，还有设计—施工总承包（DB）、设计—采购总承包（EP）、采购—施工总承包（PC）等形式，根据总承包企业的融资能力及业主的要求，亦有建设—转让（BT）、建设—经营—转让（BOT）、建设—拥有—经营—转让（BOOT）等实施方式。实践证明，工程总承包模式是对工程建设各项工作的有机整合，克服了设计、采购、施工、运营等相互脱节甚至制约的矛盾，使一个工程项目各阶段的工作有机地组织在一起，能有效地对范围、质量、成

本、进度、安全进行控制，从而提高管理水平与项目效益。

（2）项目管理承包模式。即 PM/PMC——Project Management/Project Management Contractor 方式。其工作一般分成两个阶段：第一阶段为项目开发，PMC 的任务是受业主委托对进行项目前期管理，包括项目策划、项目管理规划、协助项目融资、优化风险管理、组织技术与专业设计、工程估算、采购管理与招标、选定项目承包商等。第二阶段为项目执行，PMC 受业主委托负责全部项目的管理、协调与监督，直到项目完成。根据业主要求，也有单一的项目管理服务（PM）形式，为项目业主提供前期决策开发与后期实施某阶段的管理。项目管理承包主要包括代理型和风险型等方式。就大型复杂项目而言，国外已完成从 EPC 为主要形式向 PMC 形式的转化。

（3）项目管理组团队管理模式。即 PMT——Project Management Team 方式。它是指项目管理公司等工程服务单位的人员与业主共同组成一个项目管理组，对工程项目进行组合式组织管理。这是更适合我国目前发展现状尤其是大型复杂公益建设项目的项目管理模式。

自新中国成立以来，在学习苏联工程建设管理方式的基础上，我国主要是成立指挥部组织协调业主、设计、施工等单位完成建设任务。改革开放以来，不断学习引进国外先进管理经验，陆续实行了项目法人负责制、招标投标制、工程监理制、合同管理制、工程审计等多项制度，逐渐改变传统以政府管理工程的计划模式，向科学的项目管理模式过渡。从 20 世纪 80 年代在云南鲁布革水电站项目首次引入项目管理，标志着现代项目管理在国内开始起步。90 年代末国家经贸委和外专局与中科院开始项目管理知识推广。

2001 年开始建立《中国项目管理知识体系和资格认证标准》工作。目前，国内的 PMP 和 IPMP 资格认证制度已广泛推广和应用，现全国取得注册项目管理师证书的人总计数万人。建设工程实践中，工程总承包（EPC/TURN KEY）和工程项目管理（PMC）运作模式取得明显成效，在项目实践中大量应用，并取得了很好的效果。2002 年，中国项目管理协会在北京举办了首届项目管理国际会议，出版了《中国项目管理知识体系纲要》。2003 年，建设部颁布《关于培育发展工程总承包和工程项目管理企业的指导意见》，积极鼓励实施建设项目工程总承包与建设工程项目管理。2004 年 12 月建设部颁布了《项目管理试行办法》，随即很多地方也出台了一些促进项目管理发展的政策。2008 年建设部又在酝酿《关于大型监理企业组建项目管理单位的指导意见》等促进监理、设计、施工等单位向项目管理企业转型的政策。在这样的政策环境下，现在已有很多企业通过组织变革或业务方向调整，进行了很多创新和探索，大大提高了项目管理的能力和水平。

3. 大型医疗建设项目管理发展

（1）大型医疗建设项目。近年来，随着经济社会快速发展，我国卫生事业水平也大幅提升，医疗建设项目投资不断增加，医疗卫生服务工艺越来越复杂，规模也越来越大。大型医疗建设项目的投资额和建设规模较大，医疗卫生服务能力和水平较高，社会影响广泛的医疗建设项目，除具有一般建设项目特点外，还具有公益性、医疗卫生服务特殊性、计划性、程序严格、社会影响大等特点，如大型综合医院、大型中医院、大型专科医院、社区（乡镇）卫生院联合体、疾病预防控制中心等。大型医疗建设项目涉及因素多，除具有一般建设项目特点，还有以下独特特征。

第一，公益性和医疗卫生服务特殊性，具有明显的社会公共产品属性，既不同于商业项目，也不同于公用基础设施项目。

第二，计划性很强。大型医疗建设项目是关乎国家社会发展和广大人民群众医疗卫生事业的重要组成部分，其建设计划要经过国家有关部门审核、批准。必须根据国家批准的研究报告和投资计划等文件进行项目实施，不得随意变更，确保医疗卫生规划和投资计划的实现。

第三，参建单位必须具有较强实力和专业能力。大型医疗建设项目的社会影响巨大，干系人管理复杂、困难，参建单位众多。参建单位除具有一般建设项目资质证书外，还要满足医疗卫生专项资格要求。

第四，程序严格。大型医疗建设项目要求有计划按步骤实施，严格执行国家基本建设程序。

第五，协作集成化。项目涉及广泛，需要参与方与环境之间，参与各方之间无缝连接、严密协作，各要素系统集成，共同完成项目建设和营运。

第六，建设周期较长。项目规模大、技术难度高、专业复杂，建设周期较长，运营管理难度非常大。

（2）大型医疗建设项目管理面临的问题。近年来，大型医疗建设项目越来越多，并表现出很多新的特点：医疗卫生技术工艺和服务流程越来越复杂；患者和家属对医疗服务也提出了更好的要求；项目策划、投资管理、运营管理的难度增加，建设施工过程的重要性和风险相对降低；建设项目越来越是一个投资行为，需要全过程的管理和控制；建设项目与环境的协调和可持续发展的要求越来越高，对大型医疗项目建成后为医疗服务能力和服务品质都有更高的要求。

我国的大型医疗建设项目主要包括以下几种情况，一是政府下达投资计划，由医院作为项目法人负责项目建设；二是政府成立工务局、项目管理中心等的建设项目管理机构作为项目法人完成项目建设；三是政府选择市场化的项目管理公司进行代建或者项目管理公司完成项目管理任务；四是政府与社会资本合作（PPP）建设大型医疗建设项目，由社会资本方完成项目建设和管理；五是民营医院自行投资建设管理医疗建设项目。

大型医疗建设项目由传统管理模式向现代项目管理模式发展，实践中项目管理的模式多样与混杂，问题很多[3]。

第一，相关法律、法规和政府管理体系不健全，缺乏系统性，多头管理。

第二，理论和方法研究不深入，摸索应用。项目管理水平和能力不足，专业技术化和经验化突出。

第三，项目全生命周期思想还不够，项目管理在不同阶段缺乏连续性和系统性，注重建设期，项目决策开发工作不到位，有形式化倾向，项目运营更是不够深入系统，无法实现项目整体优化；各项目干系人目标不同，追求局部利益而导致项目整体价值损失。此外，全生命周期价值管理和项目风险管理研究不足。

第四、建设中对质量、进度、成本、安全、范围等要素的管理不均衡，管理落后、定性分析较多，定量分析较少。大型医疗建设项目作为社会公益项目，质量第一，超进度、超投资较普遍，也出现一些安全事故。

第五、项目管理人才队伍还不成熟。虽然工程项目管理在国内大力推广，但大型工程项目管理能力和经验都还处于成长发展阶段，精通工程项目管理模式、程序、方法和标准，专业技术精湛，经验丰富的高级工程管理人员十分匮乏。

第六、项目管理技术落后。现代工程项目管理各系统之间有很强的关联性，需要大力应用计算机和互联网技术，主要应用投资、进度等方面，BIM 技术还在逐步推广。

第七、医疗技术和医院服务知识管理和应用不足。大型医疗建设项目行业特点突出，项目十分复杂，从工程咨询、规划设计、项目管理、建设施工、运行管理整个过程，医疗项目专业知识不足，对医院服务不了解，导致大量问题出现，不能为建设科学高效的医疗技术流程和良好的医疗服务环境与场景。

大型医疗建设项目目前处在建设高潮，解决项目管理中存在的弊端、优化医疗建设项目管理理论和方法、实现科学高效的医疗流程和优质的医院环境，十分必要和迫切。

（3）PPP 模式在医疗卫生领域建设项目的应用　政府与社会资本合作，即 PPP（Public-Private Parterships）模式。由于不同国家和地区的经济社会制度与形态不同，PPP 模式有不同的定义和理解。

我国财政部定义：政府和社会资本合作模式是在基础设施及公共服务领域建立的一种长期合作关系。通常模式是由社会资本承担设计、建设、运营、维护基础设施的大部分工作，并通过"使用者付费"及必要的"政府付费"获得合理投资回报；政府部门负责基础设施及公共服务价格和质量监管，以保证公共利益最大化。PPP 模式中政府由在传统方式下基础设施和公共服务的直接提供者转变为合作者和监督者，它强调的是优势互补、风险分担和利益共享。

2014 年以来，我国相关部门发布多个文件，大力倡导 PPP 模式，医疗卫生领域为进一步提高服务供给能力和水平也积极推进实施。

根据医疗建设项目的特点和难点，对大型医疗 PPP 建设项目实施科学、高效的项目管理，实现项目目标，提高项目价值，达到项目干系人满意势在必行。

三、大型 PPP 建设项目集成管理的意义与医疗卫生领域应用价值

综上所述，只有不断提高项目管理水平才能实现大型 PPP 建设项目整体目标最优化。近年来，大型建设项目中大力推广项目集成管理，重点强调项目管理思想、项目

环境、项目战略、项目目标、项目组织、管理过程、流程、技术和工具、项目价值管理、项目知识管理、智慧管理、信息互联网与计算机技术等全方位的一体化,增强连续性和系统性,科学管理,优化资源配置,满足项目干系人的期望[4]。

建设项目管理建立在亚当·斯密分工理论基础之上,已成为一门独立学科,管理理论以分工为核心,强调分工成为这种管理模式的基本特征。当前,大型建设项目规模越来越大、技术越来越复杂、项目干系人项目利益诉求和相互关系越来越复杂、影响项目成败的因素也越来越多,它打破了传统分工,要求项目管理者的思维方式适应复杂事物的整体分析,从注重分工转变为综合集成,这是一种管理思想的解放[5]。大型 PPP 建设项目集成管理的基本思想:根据大型 PPP 建设项目的特征,在一定的项目环境下,由多个相互联系又相互作用的要素组成的、为达到整体目标而存在的综合系统,使系统的环境要素、各阶段、各要素、各个项目组织有效集成为一个整体,解决整体系统的管理问题,对管理技术和方法进行综合优化与控制,加强知识管理,不断提高大型建设项目管理水平和能力。同时充分结合我国医疗卫生发展实际、医院管理和大型医疗建设项目的特点,确保项目成功。

现代工程项目中,在现代科学学科分化和综合集成的影响下,工程学科高度分化的同时,综合集成的趋向也在明显增强[6]。集成管理是项目管理的一种新的理论,并将项目管理实践提高到一个新的阶段,21 世纪的现代项目管理将向集成化方向发展,大型 PPP 建设项目的特点更加需要科学高效的项目集成管理。

(1)项目集成管理是大型 PPP 建设项目组织模式与借鉴国际先进项目管理的需要。

(2)项目集成管理适应了大型 PPP 建设项目管理在医疗卫生领域应用内在本质和发展客观规律,使项目管理科学化、管理团队专业化、管理行为系统化、项目干系人和谐化,更加符合医疗卫生建设项目的核心公共服务和社会公益性的特点。

(3)项目集成管理适应大型 PPP 建设项目规模大型化、技术复杂化、项目干系人多元化、运营管理难度高的环境下,利用信息互联网和计算机技术实施系统管理需要。

第二节　国内外研究现状

目前,运用集成管理理论和方法,系统的研究大型 PPP 建设项目集成管理在医疗卫生领域应用的内涵、特征,构建项目集成管理理论与方法体系方面的研究,在查阅的文献中尚未见到。近年,尽管项目集成管理取得了一些宝贵成果,但未见有大型 PPP 建设项目集成管理与在医疗卫生领域应用的系统、深入研究,未能与我国医药体制改革和医疗卫生实际特点紧密联系,对实际的指导意义不大。

为解决目前国内大型医疗建设项目管理中存在的缺陷和问题,科学、准确、深入、系统地研究大型 PPP 建设项目集成管理与在医疗卫生领域的应用,并确定其理论体系和方法,既是建设项目管理理论发展的需要,也是大型医疗 PPP 建设项目管理实践的客观要求，具有重大的理论和实践意义。

一、国外研究现状

1. 现代项目管理实际需要

建设项目管理具备一般项目管理"一次性、过程性与约束性"等基本特征，同时具有更高的工程技术性、系统性与综合集成性特征，它是科学、技术、工程与项目管理的结合，是建筑工程科学、管理科学、信息科学、相关产业以及政治、经济、社会各方面的综合集成。现代建设工程项目规模越来越大、技术越来越复杂、项目建设功能要求越来越高、项目干系人利益诉求更高且多样化，随着社会经济发展、管理理念提升，特别是信息互联网和计算机技术的发展，建设项目管理正向综合集成化发展。

国际上已经大量推广建设项目管理创新，如项目全生命周期管理（Life-cycle Management）、工程项目协作（Partnering），工程项目总控（Project Controlling）等较高水平的项目集成管理研究与实践。但依然存在很多问题：如 Standish Group1994 年对 8400 个项目（投资 250 亿美元）的研究结果为只有 16.2%项目按预算和进度完成，项目平均预算超出 90%，进度超出 120%，项目总数 33%既超出预算又进度推迟。1997 年，Dr. Frame（PMI 成员），对 438 位工作人员按质量、进度、成本三大项目目标调查结果显示，完全按预算执行的 27%，按时完成的 22%，完全达到规范要求的 51%。经调查主要原因包括，项目需求识别与管理不到位，缺乏计划与控制，项目组织不完善。上述调查数据表明[7]，国际项目管理先进国家和地区也还需要不断提高建设项目管理的能力和水平。

2. 建设项目集成管理成为发展趋势

建设项目集成管理是运用集成理论与系统工程的方法、模型、工具，对建设项目相关资源进行集成与构建，达到项目目标，提升项目价值的过程。

（1）建设项目工期、质量、成本三大要素集成管理研究。在 20 世纪 60 年代，将成本与工期相结合，提出计划成本并引入网络图，研究出 S 曲线和香蕉图，这是一种有效的进度控制方法。70 年代，人们开始对成本、工期、质量三个核心管理要素的交互作用大量研究,建立了三大目标和三大控制之间的管理关系。Feng CW.和 Carr, Robert I.提出在土木工程中采用遗传算法进行进度和成本的综合信息管理[8~9]。Abudayyeh 和 Leen S.提出了一个成本和进度控制信息模型，将成本和进度控制职能集成化[10~11]。这种对不同管理职能进行有效集成，能很好地解决很多项目管理问题。Adeli H.提出了应用神经动力学的方法进行进度与成本的集成和优化[12]。

（2）建设工程项目多要素集成化研究。El-Choum 提出使项目任务过程系统化的集成数据库，将项目的任务、材料、设备、实施者的战略计划进行综合，并采用知识基础和图案系统，有效保障资源的分配与控制。这种工程管理设计在某地铁车站改建项目中成功应用[13]。Jaafari A.提出了基于全生命周期目标的一般项目管理模型，旨在将整个项目过程集成起来。这个项目管理模型将传统的质量、时间和成本三大目标转变为项目全生命周期目标，与传统的项目管理模型进行对比，构建了基于全生命周期的项目管理基本原理和框架。Jaafari A.还提出了"并行工程（concurrent construction）"和它在基础设施建设项目的全生命期管理中的应用，取得了很好的效果[14]。并行工程的理念没有摆脱传统项目管理的束缚，现存的合同方式、组织方式和工作方法都影响其项目管理成果[15]。

Tatum C. B 研究组织结构和组织文化集成化。通过研究建设工程项目中建筑、结构、安装专业等施工的专业化分工带来的问题，提出越来越需要项目参建单位协作和项目管理集成要求，发现目前企业的企业文化、组织结构、管理技术和工具、建设过程存在缺陷，妨碍项目管理集成化。进一步提出建设项目集成管理中需要寿命周期的投资管理，使用综合结构和集成管理的技术解决项目管理中组织文化的问题[16]。

Karim A.提出在工程开发设计、施工、项目管理、运行维护管理中将变更管理和工程进度管理集成的模型，在高速公路项目中，能对变更申请进行进度评估、过程监控和成本时间评价[17]。英国 Salfold 大学工业集成建筑研究所提出集成建筑环境的概念，对建设项目全生命期运行维护的进行综合评价[18]。

（3）工程建造集成化。CIC 是建筑计算机化的目标，Bjork BC.提出了 RATAS 模型——计算机集成建造基础平台，包括数据结构和数据传输标准、建筑信息服务数字化系统、组织项目模式的变化等[19]。

Stumpf R.提出了采用计算机系统实现建筑产品和生产过程集成化的信息模型，为建筑设计、工程施工、项目管理建立了一个统一信息系统。建筑信息集成模型不仅包括建筑设计和施工建造信息，而且确保数据信息更加全面、有效、统一、灵活。建筑信息集成模型，更好地满足建筑物和项目管理过程的信息沟通需要，建筑信息集成模型为项目过程中项目管理、建筑设计和施工承包商之间合作提供很好的基础[20]。

（4）建设项目信息集成研究。随着科学技术快速发展，互联网和计算机技术广泛应用，在项目建设中这些技术的应用使得项目信息在参建单位之间网络化高速流通与交换。项目管理信息集成，有利于各个项目管理职能之间信息共享，以提高效率。美国的 Zipf, Peter J.将 LANs（局域网）、WANs（广域网）、电讯技术、集成项目管理系统、GIS、企业数据库系统结合起来，为项目管理者提供及时、有效、全面的项目信息[21]。

美国的 Autodesk 公司开发了 Autodesk Buzzsaw 工程项目信息化管理软件，针对解决建筑工程项目存在浪费、生产效率低、信息传递与计算机技术资金不足等问题，提出了建设项目全生寿周期管理（Building Life-cycle Management，BLM）概念和技术，提升工程项目参建单位网上项目管理和协同作业水平。Cleverland A. B.提出针对目标的数据库集成技术，利用表处理方法将工程数据进行集成，并开发出相应的计算机软件[22]。

大型建设项目集成管理研究依然处在发展研究阶段，尚未实现在工程全尺度范围和项目管理各方面肌理层次实现系统集成，项目管理理论还没有得到质的提升；较多的是从项目管理职能进行的一些定性和定量的角度的研究，还不能做到管理系统化研究。近年，很多工程项目管理人士仍认为，对建设项目在质量、进度、投资方面的集成化的理解不完善，致使上述三大要素的综合管理方面没有发挥预想的作用，没有有效促进建设项目目标实现[23]；有些研究主要针对项目管理信息集成，特别是信息收集、整理和传输技术，还不能有效解决项目管理各阶段、各职能、各项目参建单位间统一的信息系统和信息处理规则。

经查阅文献资料，国外对大型医疗建设项目集成管理研究涉及较少。

二、国内研究现状

1. 国内建设项目管理发展

自新中国成立以来，开展大批重点工程和大量基础设施建设，建设项目管理模式主要经历了四个阶段。第一阶段，建国初期主要由建设单位自营，设计和施工、安装等建设力量薄弱，建设工程缺乏有效的组织管理，主要依靠建设单位人员的努力和经验。第二阶段，借鉴苏联模式，形成建设单位为主的甲方（建设单位）、乙方（设计单位）、丙方（施工单位）三方制。建设单位虽然负责建设项目全部管理，但设计、施工等任务分别由政府主管部门下达，项目实施中的许多技术、经济问题由政府相关部门协调解决。第三阶段，主要是建设单位工程指挥部模式。主要是把项目建设管理与项目生产管理分开，指挥部只负责建设期设计、采购、施工等，项目建成后运营管理交给生产单位。第四阶段，引进国际通用工程项目管理模式，建立了项目法人制、招标制、工程建设监理制、合同管理制四项基本制度，对传统的以政府管理工程为主导的模式进行了很大改革，并逐步与国际工程项目管理模式接轨。

现代建设工程项目管理于 20 世纪 80 年代在云南鲁布格水电站项目首次引入中国；90 年代末国家经贸委和外国专家局与中国科学院开始进行现代项目管理知识的引进与教育推广；2001 开始建立《中国项目管理知识体系和资格认证标准》工作。近年，我国建设工程项目管理中传统的指挥部建设管理模式仍占相当比重，开展应用国际现代建设工程项目管理模式也取得了很多成果；工程总承包（EPC/TURN KEY）和工程项目管理（PMC）模式在很多重点项目中取得显著效果，但总体应用比例偏低。为此，2003 年，建设部已颁布《关于培育发展工程总承包和工程项目管理企业的指导意见》，2004 年出台《项目管理试行办法》，积极鼓励实施建设项目工程总承包与建设工程项目管理，各地也纷纷出台推广项目管理和工程总承包的相关政策。2014 年国家开始倡导在基础设施和公共服务领域推广应用政府与社会资本合作模式（PPP），其中社会资本方作为项目实施者，充分利用市场机制，调动工程项目各方面有利因素，为应用现代建设工程项目管理理论与方法提供了有利条件。

建设工程项目是一个系统化的有机体，该系统包括项目策划、项目决策、规划设计、组织计划、实施、验收和运行维护的全过程，由许多子系统（项目单元、要素）组成，每个参建单位、每道工序、每个环节都是紧密联系的。只有项目的各个要素都进行高效率运作和有效组合，才能确保项目的全过程顺利进行，最终取得项目成功。

建设工程项目管理也包含着自身的矛盾性，如：项目过程存在阶段性；项目干系人目标的不一致性；项目管理职能的多样且矛盾。大量的建设工程项目管理研究都是以建设期为主要对象的，基建管理人员、设计师、承包商、监理工程师主要介入工程的建设过程，建设项目的任务、目标、组织计划、协调控制都集中在建设期，没能实现项目寿命周期管理。建设工程项目的阶段性、职能性、专业分工性、干系人目标多样性割裂了项目内在联系，带来很多问题：项目的前期策划设计、建设过程和运行维护三个主要阶段分割、脱节，很难实现连续有效管理；由于信息不全、项目干系人目标利益多样化，常常使得工作集中在某一阶段、某一管理职能、某一专业、某一目标的局部优化，无法实现全生命期的优化和项目全尺度优化；界面冲突严重，造成大量项目价值损失，在各种界面上消耗了大量成本、时间、资源；项目组织责任体系不完善，风险管理不到位。

2. 中国建设工程项目集成管理研究

我国大量的建设项目管理研究主要集中在某一方面或某一阶段，关注专业职能管理，如质量、进度、成本、安全等，也开发了相应的应用计算机软件系统，但未能做到整个系统的整合，表现出局部性和片面性等缺陷。不利于项目管理理论和方法的研究与实践。目前，中国建设项目管理处在传统项目管理与借鉴国际先进项目管理模式与技术夹层阶段，诸多问题有待研究解决。

第一，全国性的工程项目管理专业组织工作处在较低水平，我国建设工程项目管理体系还不健全。2015年5月在中国工程院工程管理学部工程科技论坛上，何继善院士倡导建立中国工程管理协会。第二，缺乏专业化、职业化、高水平的现代项目管理公司。目前，虽然政府大力提倡购买社会项目管理服务，但是，大量的项目仍然采用组建项目临时指挥部的模式进行组织管理，项目管理低水平重复的情况没有明显改善。第三，专业工程项目管理人才队伍尚未建立。精通国际工程项目管理模式、技术、方法、程序和标准进行管理，具有大型复杂工程项目管理经验，并熟悉行业工艺项目特点，掌握工程管理软件等技术的高级工程项目管理人才十分匮乏。第四，建设工程项目管理技术相对落后。现代化的工程项目各子系统之间关联性强，是一个复杂系统，需要构建与集成。实践中，各项项目管理技术开发与应用都还比较落后，应用信息互联网和计算机技术进行集成管理的太少。

中国建设项目管理面临的挑战：

第一，中国经济高速发展，投资建设项目庞大，投资数以万亿计，建设工程项目管理从业者众多。

第二，项目管理人员正在管理几百万到数十亿投资的项目，尚未建立专业项目管理团队，其中有一些是土木等工程技术专业的，有一些甚至没有工程技术基础也不具备项目管理能力。

第三，很多建设企业还没有建立现代项目管理思想、组织与方法，项目管理技术和工具应用较少。

第四，项目实践中，超工期、超投资，质量不保，存在大量安全隐患，安全事故频发，运营管理缺乏。

第五，中国施行"一带一路"战略，工程项目管理受到走出去和国际化重大挑战。

综上，必须不断进行项目集成管理研究，努力提高建设工程项目管理能力和水平。

随着互联网和计算机技术的快速发展，越来越多的应用到建设工程项目管理，也大大促进了项目集成化管理发展。在项目集成管理方面，主要有 Autodesk Buzzsaw 集成管理软件与梦龙集成管理软件等，AUTOCAD、BIM 等软件主要用于设计，PROJECT、P3 等为代表的管理软件主要是以进度管理为主线的项目管理，梦龙、广联达、斯维尔等项目管理软件主要用于工程造价和投资管理。中国建筑科学研究院开发的项目管理集成系统将工程设计、网络计划、资源计划和优化、设计概算、工程预算、成本计划与核算集成起来，进行项目质量、成本、进度控制和资源的组织与管理、变更管理综合起来进行有效集成，该系统有一定的代表性[24]。目前，该系统还需进一步解决好几个子系统整合与集成。项目集成化管理不是多个子系统一般的连接和捆绑，而是有机的、系统化项目管理生态的构建与集成，能够发挥系统功能与作用。

国内很多学者、专家在建设工程项目集成管理方面进行了大量的研究和实践。东南大学成虎教授构建了建设工程项目系统模型，建立了项目管理的现实性思维、理性思维和哲学思维层次，探讨了全生命周期集成项目管理的目标、项目组织、系统分解方法、综合计划方法、信息集成化等方面，分析了建设项目全生命期管理的目标体系，同时提出了建设工程项目结构分解方法和准则，构造了以项目分解结构（PBS）为核心项目职能管理集成模型；在丁士昭教授指导下，同济大学何清华教授等，提出了建设工程项目全生命周期集成化管理（LCIM）的概念，对项目集成管理组织模式、项目管理集成信息系统进行了研究[25]；天津大学李瑞涵教授提出从前提条件、实施基础、内部平台、外部平台和信息平台五个方面构建项目集成管理的思想与方法[26]；天津大学张连营教授对项目集成交付模式（IPD）进行了深入研究[27]；武汉理工大学王乾坤教授提出了集成化管理的目标管理、过程管理、要素管理、信息管理、知识管理等方面，并构建了项目集成管理模式评价方法[28]。

中国工程项目管理界虽然在项目集成管理方面进行大量探索，但研究还存在着很多问题。如虽然集成管理在制造业、信息产业等方面取得了一定的成功，由于建设工程项目规模大且技术复杂、项目生命周期较长、建设生产方式工业化水平低、项目干系人众多等特点，建设工程项目集成管理成果依然较少。很多项目集成管理以技术和生产过程的集成化为主体，比较注重管理目标与职能的集成、管理过程集成、项目信息集成等，很少做到项目全尺度、全生命周期、全要素、全寿命周期目标体系和组织责任体系和项目集成管理集合起来。许多研究系统性不够，有的关注项目管理哲学、集成管理理念与框架等，有的过于注重优化、数学方法而没有解决管理系统问题。许多研究成果缺乏高度和广度，缺少对集成管理的系统范围的界定和整个体系的研究，未能提高到应有的理论高度来研究。项目集成管理软件研究与开发，有的较好地解决了部分项目管理人员界面问题以及一些子系统信息问题，还没有很好的解决在建设项目信息集成综合系统问题。

三、大型医疗 PPP 建设项目集成管理综述

1. 大型医疗建设项目特点的需要

近年，我国经济社会迅速发展，人民生活水平不断提高，社会卫生事业和医疗行业也快速发展和大大提高，大型医疗建设项目的规模越来越大，技术和管理也越来越复杂，PPP 模式的应用更加广泛与成熟。主要表现在：

（1）建设工程项目的相关法律法规越来越完善，医疗建设项目的基本建设程序、招投标制、监理制、项目法人负责制、PPP 有关政策等不断完善，为大型医疗 PPP 建设项目提供了很好的制度环境。

（2）广大群众的医疗卫生，甚至健康、养老等服务需求越来越高，随着医疗技术发展和医院服务模式提升，对大型医疗 PPP 建设项目的功能和服务水平要求也越来越高。项目的决策开发、投融资、项目策划、规划设计、建设实施、运行维护等任务越来越重、难度越来越大。

（3）大型医疗 PPP 建设项目是一个系统工程，需要全过程、全尺度的管理与控制，建设目标从完成项目建设阶段的质量、进度、投资、安全等目标，变为包括项目 PPP 咨询、物有所值评价、财政承受能力评价、项目融资、医疗建筑服务功能、项目范围、用户使用体验、医院运行维护、医院非临床服务、知识与方法、项目环境友好与可持续性等的项目全尺度和全生命周期目标。

2. 建筑行业发展需要

（1）必须改变临时成立指挥部，紧急拼凑、凭经验、拍脑袋的落后方式，不能再低水平重复项目的建设与管理。社会分工越来越细，医院业主倾向于专注医疗技术和医院管理，社会资本方承担更多的风险，承担项目法人责任，更加关注大型医疗 PPP 建设工程项目应进行专业化、职业化的工程项目管理和运营管理。这样工程监理、工程咨询、PPP 咨询、项目策划、规划设计、工程总承包、医院运行维护等单位不断向现代项目管理企业转型和发展。

（2）建筑企业注重施工阶段承包，施工能力强，全过程项目管理能力较弱，同时过去技术和构建导向，对项目的功能和项目运营缺失，对 PPP 项目缺乏融资能力和经验，所以加强 PPP 项目集成管理的研究与实践应用势在必行。

（3）国际先进项目管理模式大大促进国内项目管理发展，在试点和推广应用中取得显著成果。

很多创新的项目管理模式与方法，大量地应用于军工和计算机软件行业获得成功，大大促进了大型医疗建设项目积极探索，采用更好地项目管理的模式与方法。大型医疗建设项目集成管理需要做到项目成果与医疗技术环境要求、医院服务、运营管理等实现更大的一致性；做到业主、项目管理单位和承包商、供应商、运营单位等参与者及其他项目干系人在责任和收益之间取得更好地平衡，取得项目社会效益和经济

效益双丰收；做到项目建设各个阶段、各个管理职能和项目具体目标以及项目环境条件的综合与平衡。

综上，大型医疗 PPP 建设项目管理特点、建筑行业的发展以及项目管理目标、任务、阶段、运营、项目干系人、行业知识与经验大大扩展，包括广大群众代表、政府部门、社会资本方、公立医院、投融资机构、PPP 咨询单位、工程咨询、项目管理单位、设计单位、承包商、运营单位都要参与到项目全尺度和全过程，以全尺度、全过程的系统思维，组织和管理项目，必须对项目环境、项目全生命周期、全管理职能要素、项目整体目标、全项目知识与方法的项目集成化管理。作为一门独特的学科，现代项目管理快速发展，项目集成管理必将成为新的发展方向与重点，对于 PPP 模式下项目管理研究更是新的挑战，经过大量的研究与实践，结合医疗卫生领域发展实际和特点，大型 PPP 建设项目集成管理思想和技术将会把项目管理提高到一个新的发展层次。

第三节 本 书 结 构

本书大量吸收相关研究成果，在我国当前法律政策条件下，建立符合大型 PPP 建设项目和医疗卫生领域应用特点的项目集成管理理论模型并进行实证分析。全文共分八章。

1. 绪论

本章依据项目、项目管理、PPP，分析项目集成管理的起因，阐述我国大型 PPP 建设项目管理现状及在医疗卫生领域的应用存在的问题，在国内外理论界研究的基础上，提出了本书研究的目的、意义和内容，为本书研究指明了方向。

2. PPP 理论基础

本章介绍了 PPP 模式的涵义及其特点、PPP 模式应用范围、PPP 在中国的发展，并对 PPP 模式在我国应用过程中出现的问题进行总结，得到启示。

3. PPP 模式在我国医疗卫生领域应用

本章介绍了我国医药卫生体制改革与发展，阐述 PPP 模式在我国医疗卫生领域应用与发展。

4. 集成管理理论基础

本章以系统论、信息论、控制论等现代管理理论为基础、阐述集成管理的一般原理。

5. 大型医疗 PPP 建设项目集成管理总体框架和环境要素集成

本章通过建设项目管理全面、系统、深入地分析，提出建设项目集成管理三维结构体系和项目环境要素集成，构建了大型医疗 PPP 建设项目集成管理新框架。

6. 大型医疗 PPP 建设项目三维系统集成

本章包括时间轴，构建全生命周期过程集成管理模型，论述各阶段及相互之间的集成关系；逻辑轴，项目管理全要素集成，以全面的观点提出项目管理全要素集成模型，以及项目管理过程的管理要素集成。知识轴，项目管理知识与方法集成，对项目管理中应用的理论知识、技术和工具、方法，从人、流程、技术三方面进行综合集成。

7. 案例分析

通过大型医疗 PPP 建设项目实际案例进行分析研究，探讨 PPP 模式在医疗卫生领域应用的实际问题和策略。

8. 结论与展望。

本书结构如图 1.1 所示。

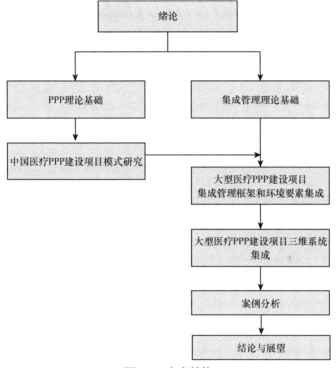

图 1.1 本书结构

第四节 本书创新成果

针对大型 PPP 建设项目集成管理与医疗卫生领域应用在我国 PPP 发展、建设项目管理、医疗卫生建设方面属于全新课题。本书以大型医疗 PPP 建设项目为研究对象并结合其特点，提出了大型医疗 PPP 建设项目集成管理总体框架和环境要素，在此基础上，对大型医疗 PPP 建设项目的全生命周期过程集成、项目管理全要素集成、项目管理知识与方法集成三个方面进行了深入研究，构建了较为完善的大型医疗 PPP 建设项目集成管理的理论体系；并通过典型案例分析，对大型医疗 PPP 建设项目的集成管理应用进行了深入探讨。本书主要创新成果如下。

（1）在系统论、控制论、信息论等理论基础上，结合大型医疗建设项目的特点，创新构建了大型 PPP 建设项目集成管理系统框架模型和项目环境要素集成，以及三维系统：时间维——项目全生命周期过程集成，逻辑维——项目管理全要素集成，知识维——项目管理知识与方法集成。

（2）提出了政府、社会资本、公立医院作为 PPP 合作方三元本体概念，构建了符合中国医药卫生体制改革与发展情景下的 PPP 应用模型——PPHP 生态系统，并进行了深入、系统的分析研究。

（3）构建了大型 PPP 建设项目全生命周期过程集成模型，结合医疗建设项目特点，给出了大型医疗 PPP 建设项目全生命周期过程集成涵义和策略。

（4）构建了大型 PPP 建设项目核心要素关系模型和全要素关系模型，给出了大型医疗 PPP 建设项目管理要素集成的涵义，并研究了项目管理要素与项目全生命周期过程的集成以及和项目管理过程的集成。

第二章 PPP 理论基础

第一节 PPP 模式的涵义和特点

一、PPP 模式的涵义

1. PPP 模式的定义

PPP，即 public-private partnerships，是国际上广泛应用的一种公共产品供给模式，通常译为"公司合伙/合营"，是一种将政府与私人资本结合起来合作进行公共基础设施和公共服务项目建设，建立伙伴关系作为供给主体提供公共产品的新模式。由于不同国家和地区政治经济形态不同，PPP 发展的程度不同，对 PPP 有着不同的定义。目前，在我国将 PPP 定义为政府与社会资本合作模式。

1992 年，PPP 模式在英国产生并迅速在西方国家迅速推广，公共部门和私人企业共同参与建设和运营，可以发挥各自优势，充分利用有限资源，并通过建立长期互利的合作目标来实现共赢。从政府部门角度说，可以减轻政府财政负担，可以提高公共投资项目的管理和服务水平。PPP 模式下政府部门拥有一定决策权和控制权，可以改革政府在公共基础设施建设中的角色，克服诸如效率低下等弊病，使政府由过去包办一切的主角变为与私人企业的合作者，并在公共服务中作为项目的监督者和指导者。也解决了项目全部风险由私人企业承担而造成融资困难问题，公共部门、私人企业合作各方可以形成互利的长期目标，参与各方虽然没有达到自身理想的最大利益，但总收益却是最大的，实现了"帕雷托"效应，即社会效益最大化，这符合公共项目设施建设的宗旨。在发达国家，PPP 模式的应用范围已经涵盖了供水、公共交通、能源、医疗卫生等领域，英国 PPP 项目占每年公共服务投资领域很大的比重，而且已经扩展到国防、警局和监狱等领域[29]。

1992 年，英国克拉克首次提出 PPP 的概念，并于 1993 年 11 月出版了手册《新突破》，其副标题是"面向公共部门和私人部门之间的新型伙伴关系"，巴西于 2004 年 12 月通过《公私合营（PPP）模式》法案。国内李秀辉、张世英于 2002 年最早将 PPP 作为一种新型的公共项目融资方式进行讨论，王灏 2004 年对城市轨道交通项目 PPP 模式的结构分析做了深入的理论探讨，并将 PPP 模式成功应用于轨道交通项目——北京地铁 4 号线，但对 PPP 模式进行系统理论研究还不多。

公私伙伴关系的方式选择就是政府采购机制的选择，将非国有经济成分引入自然垄断产业。公私伙伴关系发挥各自的优势来提供公共服务，共同分担风险，分享收益，其形式包括特许经营、设立合资企业、合同承包、管理者收购、国有企业股权转让或者对私人开发项目提供政府补贴等。公私伙伴关系不同形式下私人部门参与程度与承担风险程度各不相同，包括介于完全政府供给和完全由私人供给之间所有形式的公共服务提供安排。利用私营公司的技术与管理优势，以及私营公司的财力支持以巩固发展公共项目，开发国有资产的商业潜能。

PPP 本身是一个意义非常宽泛的概念，世界各国对 PPP 的确切含义一直难以达成一致，下面列举几种有代表性的 PPP 定义[30]。

联合国培训研究院的定义：PPP 涵盖了不同社会系统倡导者之间的所有制度化合作方式，目的是解决当地或区域内的某些复杂问题。PPP 包含两层含义，其一是为满足公用物品需要而建立的公共和私人倡导者之间的各种合作关系，其二是为满足公用物品需要，公共部门和私人部门建立伙伴关系进行的大型公共项目的实施。

欧盟委员会的定义，PPP 是指公共部门和私人部门之间的一种合作关系，双方根据各自的优劣势共同承担风险和责任，其目的是为了提供传统上由公共部门提供的公共项目或服务。PPP 分为传统承包项目、开发经营项目和合作开发项目。

加拿大 PPP 国家委员会的定义：PPP 是公共部门和私人部门之间的一种合作经营关系，以各自经验为基础，通过适当的资源分配、风险分担和利益共享机制，以满足公共供给需求。

国外学者在各自的研究中对 PPP 也给出了自己的定义。

Garvin 认为[31]，在基础设施领域，PPP 是公私双方在互利的基础上建立的长期合同关系，最终私人应承担财务风险或提供运营服务。Nijkamp, P.等人认为[32]，PPP 是公共部门与私人部门之间的一种制度化的合作，双方能够基于各自的初衷，为了共同的目标共同努力，在共享收益、共担费用的基础上共同承担投资风险。Klijin, E.H.等人认为[33] PPP 是公共部门与私人部门之间基于共赢思想建立的一种长期合作，在此期间提供各自需要的产品和/或服务，并分担风险、费用和共享利润。Pongsiri，N 认为[34]，PPP 可以被看成为了解决市场失灵，公共部门与私人部门之间相互合作的一种制度，双方应公平合作，并且共同承担责任。可以看出，国外学者也认为 PPP 是公共部门与私人部门之间的一种合作关系，但是他们相对于上述机构而言，层次更加微观，强调了在 PPP 中，公私双方是基于共赢、互利思想而合作的。尤其是私人部门，完全是在独立决策，认为 PPP 项目符合自身发展需要的前提下才与公共部门开展合作的，而且在合作过程中强调公平，要共担风险、共享收益。Li B.基于私营部门参与度将 PPP 项目分为服务购买、租赁、合资公司、特许经营权和私有化[35]。

Ramina S 认为公私伙伴关系是以一种创新形式出现，是公共部门和民营部门以产出效益和以可持续的发展方向确立的伙伴关系，在项目下结盟的不同伙伴间对建立的紧密型合作，并进行成功管理[36]。David 和 Klaus 认为公私伙伴关系是为了完成一个既定的目标，公私各方采取相应的行动，提供各自的资源，在伙伴关系下形成制度结构，公私优势相互补充，协同完成需要特定专业技术的产品和项目，一个公私伙伴关系也为一个团队协作[37]。Shafiful 认为公私伙伴关系是民营部门负责服务，公共部门进行规制和维护公共利益。通过公私伙伴关系，民营部门具有投融资、技术、管理效率和企业家精神优势，公共部门作为政策导向具有社会责任、环境保护、地方认同和关心就业等优势，公私部门以互补的形式承担着社会角色，发挥各自优势，以联盟的形式组成。实现可持续有效的公私伙伴关系，法制和规制是必须的，用可能的补贴来提升伙伴关系。公私伙伴关系的两种合作方式，即组建合营公司和建立合同关系，主要应用在技术和融资方面的合作[38]。

中国学者对 PPP 的定义。徐霞等人[39]对 PPP 的定义是指政府部门通过政府采购形式，与中标单位组成的特殊目的项目公司签订特许权协议，由该项目公司负责筹资、建设与经营的一种融资模式。赖丹馨等人[40]将 PPP 界定为是由政府发起，在公共部门和私人部门之间针对特定的公共项目（基础设施项目）所建立的长期合同关系，其中涉及项目的融资、建设、运营等责任的分配。孔小明[41]认为，PPP 的内涵有广义与狭义之分：广义的 PPP 是指包含了私人参与公用事业产品或服务提供的各种制度安排。而狭义的 PPP 是指政府部门与私营部门订立合同，将特许经营权授予私营部门，确立双方的权利与义务。彼此结成伙伴关系、共享权益、共担风险、共同提供公共产品或服务。王灏根据私营部门的投资不同，将 PPP 模式分为三大类：特许经营类、外包类和私有化类[42]。王守清等人[43]也认为 PPP 有两层含义，广义 PPP 泛指公共部门与私人部门为提供公共服务所建立的合作关系；狭义 PPP 特指 BOT、DBFO 等一系列项目融资方式，更强调公共部门在项目中的产权（股份），以及与私人部门的风险分担和利益共享。

总体看，广义的 PPP 泛指公共部门与私人部门建立合作伙伴关系，优势互补、风险分担、利益共享，供给公共项目或公共服务；而狭义的 PPP 根据公共项目和服务的特点，可以理解为一系列的项目合作模式的总称，是一种长期的合作契约关系。

PPP 模式融资方式的基本框架，如图 2.1 所示。其中政府部门与私营部门以特许权协议等收益为基础进行合作，双方共同对合作项目的整个合作周期负责。

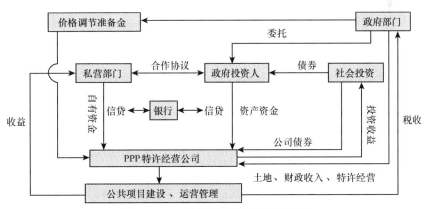

图 2.1　PPP 模式融资方式的基本框架

二、PPP 模式的特点

PPP 模式适合基础设施建设、自然资源开发和公共服务等项目，具体有多种形式和不同的存续时间，所以抓住其本质特征尤为关键，才能充分结合项目实际，建立 PPP 项目生态系统，确保项目成功。PPP 模式是介于外包和私有化之间并结合了两者特点的一种公共产品提供方式。首先，PPP 模式具有特许权性质，大多数项目由公共部门与私营部门合作完成项目融资、建设、经营和维护，一般公共部门拥有主导权和终极所有权。二是 PPP 模式具有公共部门融资的特征，主要以项目预期收益、合同权益和项目资产进行融资。项目资金需求量大、时间长，融资成本较高，结构一般比较复杂，融资负债比较高，风险较大，要求专款专用。一般合同文件较多、保险较多，确保风险分担、利益共享[43]。三是 PPP 模式具有合作的长期性，一般特许在 10～30 年，有的是无限期运营，这样促进合作方以项目全生命周期价值（life-cycle value）为导向。四是 PPP 模式具有项目集成管理的突出特征，通过对时间维、逻辑维、知识维以及多项目干系人伙伴关系的管理与集成，实现项目全尺度和全生命周期（特许期）的价值最大化目标。在这一长期过程中，合作伙伴关系管理将成为项目成败的关键。

表 2.1　PPP 项目优缺点

PPP	优点	缺点
公共部门	1. 根据经济社会发展需要，确保投资增长和投资效率提高，促进经济快速增长； 2. 引进民营资本可以缓解政府财政压力、减少负债，增加基础实施建设和公共服务供给，为公众提供更多更好的公共服务； 3. 降低政府风险，形成有效的风险分担机制，将成本、时间、收费等市场与管理风险转移给能更好控制的私营部门承担；而公共部门主要承担购买公共产品与服务、监管服务质量及政策变动等风险； 4. 有利于促进政府职能转变，完善政府财政投入管理方式，由指挥者转变为监督者与合作者，有利于充分发挥市场配置资源作用，调动私营部门的主观能动性，充分利用私营部门的技术、管理、建设、经营等方面的专业化能力和经验，确保项目科学可行，增加品质、提高效率，实现经济效益和社会效益最大化； 5. 通过前期的物有所值评价（VFM）研究和项目全过程价值管理，有利于节约总投资和降低运行成本，关注公共服务和效率，有利于提高基础设施和公共服务的质量； 6. 有利于发展社会经济，促进市场化改革，创新金融资本市场，进一步健全法律体系。	1. PPP 融资成本一般高于传统项目，有的项目私营部门获得高额利润；PPP 项目由于不形成财务报表内政府债务，会计处理导致透明度不够，使得政府约束软化，可能过度负债，从而加重纳税人长期负担； 2. 增加了监管职责，由于私营部门的逐利导向和专业信息不对称，可能会损害公共利益，PPP 监管成为公共部门的工作重点，主要包括政策、履约、质量和服务等监管，具有较高的合同成本和监管成本；此外合同周期较长，社会公共需求不断变化，由于 PPP 合同约束，灵活性不足，可能导致公众满意度下降； 3. PPP 模式比传统的模式复杂，双方都需要深入的研究或咨询，前期招商采购时间长，具有较高的交易成本。知识管理难度大，需要大量培训，学习曲线陡峭，积累大量项目经验才能通过价值工程，持续提升项目价值； 4. 由于 PPP 项目的商业化，政府降低对部分行业的控制，有可能出现行业垄断甚至私有化倾向，造成使用者付费价格提高或者公共产品品质不高，从而造成公众不满。

PPP	优点	缺点
私营部门	1. 创造出新的商业机会，参与公共基础设施建设、自然资源开发和公共服务项目建设，促进私营部门能力和信誉提升，壮大实力； 2. 充分利用与公共部门合作优势和实际项目经济状况，拓宽项目资金渠道，进行融资扩大资金杠杆，实现以小博大； 3. 通过 PPP 模式与公共部门合作，提高了私营部门的商业地位，有利于降低商业风险，并可获得较好的税收政策	1. PPP 项目投资较大、周期长，收益的不确定性较大，对研究和识别 PPP 项目营利能力有较高的要求，风险增加； 2. PPP 项目对私营部门的实力和能力都有较高的要求，包括融资投资、项目建设、经营和维护、行业专业能力，具有较高的商业风险； 3. 私营部门处于合作劣势地位，有一定的诚信风险

上述的 PPP 项目特点，有些与不同国家的 PPP 实施环境有关，有些是 PPP 模式内在规律的表现，所以在研究和实践中必需抓住 PPP 项目特点，充分发挥其优点，同时预防问题和风险。PPP 模式也有其一定的适应性，不是所有的行业领域都适用，需要具体项目具体构建 PPP 项目生态。例如，英国 PPP 项目应用中，2008 年英国国家审计署对 PFI 模式调查结果，按时、按预算完成的比例均比传统模式有较大幅度提高，终端用户对项目的评价为"相当好、不错、一般"的分别占到 34%、57%、9%，取得了比较好的效果。当然也有问题出现，如经过对英国最早采用 PFI 的 12 家医院进行研究，发现平均股权收益率竟然高达 58%，显著高于英国的国债收益率。如在一项改造伦敦地铁的项目中，项目总成本 157 亿英镑，工程咨询及签订合同就花费了 4 亿。根据英国财政部的数据，从 2015 年到 2049 年，投资的 PFI 项目总额约 566 亿英镑，但政府需要为 PFI 项目支付 2222 亿英镑对价。甚至，有人认为 PPP 是渐进私有化的特洛伊木马病毒[44]。所以 PPP 不仅具有融资职能，更是一种项目生态管理模式，应该更系统的、全面的去理解 PPP 对经济社会发展作用与贡献。

第二节　PPP 模式研究现状

国外已经有很多学者对 PPP 模式进行了深入系统的研究。Levitt[45]研究认为，PPP 项目更加注重基于项目全生命周期成本的设计、组织、施工和运营整体发包；PPP 项目前期策划应该运用新的技术、工具和方法提高项目的可持续性。同时，对于国际项目要注重法律、文化的融合与管理。Faisal Al-Sharif 和 Ammar Kaka[46]认为 PPP 模式的出现已经改变了工程建设项目实施方式，研究发现 PPP 项目在英国建筑行业中所占投资较高，对经济社会发展非常重要，但学者们研究的热情和深度尚不匹配。Dean Papajohn[47]对 PPP 模式在美国交通领域的应用，从经济、法律和公共满意度等角度进行研究，认为准确的概念、清晰的分类、完善的经济体制以及系统的风险分析更有利于正确认识 PPP 模式。J.-P. Pantouvakis 和 N. Vandoros 研究认为，PPP 模式学术研究对 PPP 项目具体实施影响不足，需要增强理论联系实际。

国内学者也对 PPP 模式也进行了大量的探索。同济大学孙洁从经济、效益、效率和公平四个维度对 PPP 管理模式进行绩效评价研究，对 PPP 监管主体、监管内容进行研究[48]。任志涛建立了自然垄断产业的 PPP 两阶段股权转移模型，评述了对基础设施与公共服务政府采购与特许权拍卖问题。在成本不可证实的条件下，民营部门可以利用信息不对称来提高成本，政府部门就无法控制合约设计中的激励强度，代之选择的是固定价格合同[49]。赖丹馨[40]认为适当的合同体系建立及项目管理制度设计可以有效地提高 PPP 项目管理水平，从而实现公共服务供给效率提升，而且公共部门和私营部门的科学合理的收益分配和风险分担机制是关键。邓小鹏[50]研究认为，PPP 模式风险分担原则及其运用流程会促进公共部门和私营部门优势互补，确保项目成功。曾小慧[51]对 PPP 模式的内涵进行了分析研究，包括 PPP 模式定义和范围、PPP 模式优势劣势、PPP 模式风险分担等。

第三节　PPP 模式应用

一、PPP 模式应用范围

1. PPP 模式应用现状

基于 PPP 模式涵义和特点，一个项目是否适合采用 PPP 模式，主要由公共部门和私营部门的合作意愿、融资条件、行业状况、项目特点、经营模式与付费难度等方面决定。

公共部门更加关注采用 PPP 模式是否能够融资成功、付费能力、降低项目全生命周期成本、提升公共产品供给服务品质，加强监管、降低风险，获得公众满意。私营部门更注重融资成本、公共部门的支持与补贴、项目经营和收费、集成项目建设管理难度、风险控制、行业发展等。所以针对具体项目，应该进行充分深入的调研和论证，进行大量沟通和磋商，提出项目 PPP 模式实施方案。从 PPP 模式成功实践看，道路、水务、垃圾处理、通信、电力、医疗卫生等项目较多。

在发达国家，PPP 模式已经广泛应用，包括基础设施项目、公共服务项目和自然资源开发等，如采矿采油、电力、通信、道路桥梁、铁路地铁、机场港口、水务、供热、供气、教育、医疗卫生、文化体育、行政设施、监狱，等等。公共项目从经营性质看，可以分为经营性和非经营性公共项目。经营性又可分为经营性和准经营性公共项目。经营性公共项目如收费高速公路，这类项目具备使用者直接付费，项目建成后有持续、稳定的收益，更具备市场化、商业化条件。准经营性公共项目，如城市供水、公共交通、污水处理、医院建设等为准经营性公共项目。准经营性项目具有较强的公益性，并能够实现使用者付费方式，但是根据体制机制和价格政策及消费观念等客观条件，经济效益不明显，很难达到项目盈亏平衡。这类项目需要政府进行投资缺口补助和运营补贴等方式实现正常的公共产品和公共服务。随着经济社会不断发展，准经营性公共项目通过应用新的科学技术和提高项目管理水平，价格政策也不断完善情况下，可能成为经营性项目。非经营性公共项目不具有使用者付费性或无法收取，不产生直接的财务效益，项目是为了获得社会效益和环境效益，公共部门承担全部投资和运营费用。

根据布鲁金斯与洛克菲勒基金会在 2011 年发布的报告，如果按照 1985 年至 2011 年期间的名义总投资来计算，则 PPP 的全球前五大市场分别为欧洲（3533 亿美元）、亚洲与澳大利亚（1872 亿美元）、拉美与加勒比地区（885 亿美元）、美国（684 亿美元）与加拿大（452 亿美元）。2012 年，Partnerships Bulletin 和德勤对 70 多家国际领先的 PPP 企业进行调查，评选出了全球五大最活跃的 PPP 市场，依次为加拿大、美国、法国、比荷卢经济联盟和英国。世界银行和 PPIAF 的 PPI 项目数据库统计了中低收入国家的基础设施行业私人参与状况（Private Participation in Infrastructure，简称 PPI）。PPI 这一概念是由世界银行提出的，与 PPP 可以互换，只不过前者多用于开发性融资领域。如果以投资额来衡量的话，中低收入国家的 PPP 起步于 20 世纪 90 年代，在 1998 年达到峰值，之后从 2004 年起再次上升，在 2012 年再次达到峰值。但 2012 年的峰值仅为 1998 年峰值的一半左右。德勤在 2007 年提出了 PPP 的市场成熟度理论，在对各国影响 PPP 发展的 9 个要素进行评估的基础上，将各国的 PPP 发展划分为由低到高的三个阶段：发展中的 PPP 市场、活跃的 PPP 市场及运行良好的成熟 PPP 市场。在此基础上，他们对不同国家和地区发展情况进行了评估。目前美国的 PPP 应用更加灵活，英国和加拿大在 PPP 领域相对领先、比较成熟[44]。

2. PPP 模式应用成功要素

PPP 模式的精髓就是合作、共赢，公共部门和私营部门必需建立共同的 PPP 项目价值观，才是 PPP 模式成功的基础。所谓 PPP 项目价值观就是公共部门和私营部门优势互补、合作共赢，风险分担、利益共享，建立科学的治理结构与和谐的合作伙伴关系，共同努力对项目进行全过程、全尺度的集成管理，持续提升项目价值，增加公共产品供给并提高供给服务品质，最终实现公众对公共产品及服务的满意度提升。由于 PPP 模式非常复杂，前期调研和论证任务重且费用高，所以要求项目一般具有一定规模。此外，PPP 模式不是适合所有项目，系统复杂、风险较大，要具体项目具体分析。

目前，我国公共项目和服务采用 PPP 模式，获得项目成功，应具备以下基本要素：

（1）国家法律、法规和有关政策支持，政府根据项目情况，提供项目建设需要土地、配套设施、财税优惠、金融支持、购买服务、管控竞争性项目等方面的支持；各级政府及有关部门应具备一定的 PPP 相关知识和能力储备，包括政策、法律、金融、财税、基本建设程序等。

（2）政府通过项目投资促进经济增长并具有一定的财政支付能力，项目所在地经济基础较好，广大人民群众需要这一公共项目和公共服务并具有一定的使用支付能力，需求比较迫切。

（3）项目建议明确、可行，包括项目需求预测、功能定位、内容、范围、规划、环境保护、投资估算、社会效益和经济效益初步评价等能项目可行性研究内容。

（4）PPP 社会资本方具有相应的实力、能力和经验，项目的投融资、规划设计、项目管理、建设实施、运行维护方案切实可行。

（5）科学、合理的 PPP 项目合作治理结构，合理的风险分担、利益共享机制。

（6）具备相应的专家团队条件，包括政策、法律、金融财务、所属行业、PPP 专业、项目管理、工程技术、公共服务、运维专业等。

3. PPP 模式应用形式

PPP 模式具体应用形式非常广泛、灵活，根据私营部门合作程度不同、项目合作方承担的风险不同、项目所属行业不同、建设实施程序不同，设计和选择相应的、适合的形式。PPP 具体形式的确定直接影响着项目的成败，并会影响公共服务的供给效果和公众的满意度。由于政治环境不同、经济发展不同、地域文化不同，各个国家对 PPP 具体形式的定义也不同。

联合国亚太经济与社会委员会则认为 PPP 的不同类型可以从四个方面进行区分：资本资产的所有权、投资责任、风险的承担和合同期限。根据私营部门参与程度和所承担的风险将 PPP 分为五大类：①供给和管理承包（Supply and Management Contracts）：私人部门对某个公共设施的全部或部分进行管理的合同安排，公共部门保留设施所有权。私人部门只负责提供规定的服务，无需承担商业风险。②交钥匙项目（Turnkey Projects）：私营部门完成项目的设计和施工，并承担相应风险。③租赁（Lease）：BLT（Build-Lease-Transfer 施工-出租-转移）是租赁的形式之一，公共部门将基础设施出租给私营部门，其负责运营和维护，并承担运营风险。④特许经营（Concession）：私人部门通过政府授权获得在一定期间建设并运营某设施的权利。在 BOT 模式中（包括其变形如 BTO（Build-Transfer-Operate）和 BOOT（Build-Own-Operate-Transfer），特许权人承担项目投资并在特许期内负责运营，然后将项目的所有权转移给公共部门。投资和运营风险大部分被转移给特许权人；⑤私人主动融资（PFI）：私人部门对基础设施的设计、施工和运营负责，公共部门通过一个长期的协议，从私人部门处购买基础设施的服务。在某些情况下，公共部门可能会放弃设施的所有权，但一般情况下，设施的所有权最终转移给公共部门[52]。欧盟将 PPP 分为三大类[53]，然后再具体细化分类：①私人部门在传统公用事业中的一般参与主要包括：服务外包（Service Contracts）、运营和管理外包（Operation and Management Contracts）、租赁型合同（Leasing-type Contracts）；②私营部门一体化参与项目（Integrated Project Development and Operation Opportunities），主要包括：交钥匙发包（Turnkey Procurement）、BOT（Build Operate Transfer）等；③私人部门以伙伴关系参与项目并投资（Partnership Project Development and Investment Opportunities），主要包括：特许经营（Concession）、设计建造融资运营（DBFO、PFI、BOOT）、剥离（Divestiture）。其中服务外包（Service Contracts）类似于联合国分类中的供给和管理合同，私人部门只是提供服务，不承担商业风险，在运营和管理外包合同中，私人部门负责设施的运营和管理，运营风险和需求风险都是由私人部门承担，而且私人部门需要向公共部门付款以获得向最终用户收费的权利，因此私人部门有动力去降低成本、改善服务质量[54]。

美国审计署（United States General Accounting Office）[55]对 PPP 在美国的应用类型进行了列举，如表 2.2 所示。

表 2.2　美国审计署对 PPP 的分类

PPP 类型	说明
运营和维护	公共部门与私人部门签订合同，由私人部门提供服务或对服务进行维护。公共部门保留所有权
运营、维护和管理	公共部门与私人部门签订合同，由私人部门运营、维护和管理某个设施并提供服务
Build-Operate-Own（建设-运营-拥有）	私人部门负责建设和运营，最终保留所有权
Build-Operate-Transfer（建设-运营-转让）	私人部门按照公共部门的要求，在规定的时间内，完成设施的建设并根据特许权协议负责设施的运营，特许期满后将设施转让给公共部门，私人部门一般需提供部分或全部融资，所以特许期的长度应满足私人部门合理收益的需要
Design-Build（设计-建设）	私人部门负责设施的设计和建设。公共部门拥有所有权，并负责设施的运营和维护
Design-Build-Operate（设计-建设-运营）	私人部门负责设施的设计、建设和运营。公共部门拥有所有权
Developer Financing（开发商融资）	私人部门为公共设施的建设或扩建提供融资，但获得在设施周围建设住宅、商铺或工业设施的权利。私人部门提供资金并可能获得设施的运营权，在政府的监管下运营，并通过收费获得收益
Lease-Develop-Operate（出租-开发-运营）	私人部门承租或购买现有的设施，通过私人部门投资进行更新改造、扩建，然后根据与公共部门达成的合同负责运营
Lease/Purchase（出租/购买）	出租/购买是一个分期付款合同。私人部门负责投资建设新设施，然后出租给公共部门。公共部门通过分期付款获得设施的所有权。当租赁期满或全部付清出租费后，政府部门获得设施所有权。设施的运营可以由公共部门或私人部门负责
Sale/Leaseback（出售/回租）	这是一种财务处理。政府处于控制负债的考虑将公共设施出售给私人部门，然后再根据回租协议租赁并继续运营该设施
Tax-Exempt Lease（免税租赁）	公共部门通过向私人部门借款获得某项资产的融资，私人部门一般会得到该资产的所有权，私人部门和公共部门商定租赁期和租赁期的付款方式，私人部门在租赁期初或末将所有权转让给公共部门。私人部门获得的租赁是免税的
Turnkey（交钥匙模式）	由私人投资者在固定总价下根据双方达成的标准完成设施的设计和建造，并承担施工的风险。如果公共部门提供融资，则所有权由公共部门拥有；如果私人部门提供融资费用并要求获得一个长期的运营合同，则所有权可以归私人部门所有

加拿大 PPP 委员会列举了在加拿大比较常见的公私合作合同类型，包括 Design Build（DB 设计-建设）、Finance Only（私人融资）、Operation and Maintenance Contract（O&M 运营和维护外包）、Build-Finance（建设-融资）、Design-Build-Finance-Maintain（DBFM 设计-建设-融资-维护）、Design-Build-Finance-Maintain-Operate（DBFMO 设

计-建设-融资-维护-运营)、Build Own Operate（BOO 建设-拥有-运营）和 Concession（特许经营）。根据不同类型的工作内容和特点，做出以下图形，直观地反映出私营部门合作程度与所承担的风险关系。如图 2.2 所示：

Joint-Venture PPP 在城市开发项目中应用最多。双方共同拥有主导权，共同提供资源，分担风险、分享收益。这种伙伴关系被称为真正的 PPP。公共部门和私人部门可以综合运用各自资源，创造共同收益。在 Joint-Venture PPP 中，公共部门和私人部门的目标并不要求等同，但应该是可以共同达到的。私人部门可能对投资的商业回报更感兴趣，而公共部门则想获得社会效益，但是在创造一个可行且可持续设施的目标上，二者是一致的。在 Joint-Venture PPP 中，公共部门兼具管理者和股东的角色，尽管私人部门在运营的日常管理中承担主要责任，公共部门在公司治理方面仍然扮演重要角色。

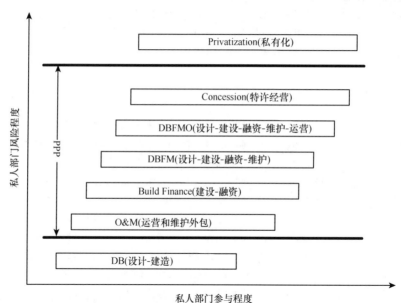

图 2.2　私营部门合作程度与所承担的风险关系

国内学者王灏在参考国外分类方式，并结合国内的应用现状之后，认为 PPP 可以按三级结构的方式进行分类。如图 2.3 所示：

外包类 PPP 项目一般是由政府投资，私人部门承包整个项目的部分职能；特许经营类项目需要私人参与部分或全部投资，并与公共部门共担风险，共享收益；私有化类项目则需要私人部门负责全部投资，在政府的监督下，通过向公众收费获得收益。

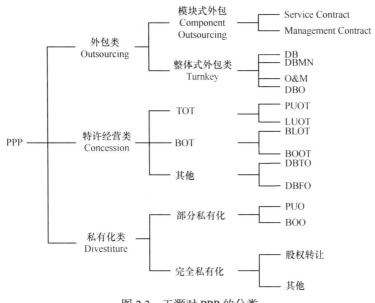

图 2.3 王灏对 PPP 的分类

4. PPP 项目风险

在 PPP 中，公共部门根据社会公共需要、财政现状和政府责任发起项目，试图通过 PPP 科学合理的交易框架来分担风险、共享收益，实现项目整体目标。

公共部门分担的风险有政策不利、政治不稳、公众反对等。私营部门期望承担的风险和获得收益相称，分担的风险主要包括项目融资风险、项目管理风险、设计疏漏、新技术应用、公共产品和服务水平、运营管理风险、通货膨胀、税收制度变化、负债经营、突发事件等，税收有时也作为共同风险[56~60]。基于 PPP 合作伙伴方风险偏好系数不同，将风险分配给更能管理和控制风险的合作方，使 PPP 合作整体满意度达到最大[61]。

PPP 项目不同的决策控制权与剩余索取权决定投资者的收益。由于交易结构复杂多样，存在很多交易变化，也就增加了收益的不确定性，如医院病人花费高于预测、医院运行成本大大高于预算，此类风险和收益难以确定标准的分配机制，只能按照权变原理制定管理制度[62, 63]。根据 PPP 风险分担原则，项目公司掌握剩余索取权，公共部门通常不对固定回报进行担保[64]。风险来源之一是收益的不确定性，进行 PPP 项目伙伴关系管理的目的是解决由于风险失衡、信息不对称所导致的不良后果，如大股东拥有剩余索取权以使投资收入相称。风险来源之二是由于有限理性及交易成本的存在使合同常常不完全，可利用公共部门和私营部门双方控制风险的优势降低交易成本。对经营中的风险、权力失衡等只有因事制宜[65]。

PPP 项目风险特点如下：

第一，风险多层次、多角度、多元化。公共部门、私营部、项目公司、使用者、项目干系人所处的层次不同、角度不同、利益不同，对公共项目的关注程度不同，承担风险层次和范围也不同。常根据自己应有的利益、应有的责任、拥有的信息和应对能力来分析管理风险。PPP 项目不仅包括政治、经济、社会、环境风险及一般项目的工程技术、项目管理、运营风险，还包括特有的协作风险和共同风险，如法律政策变化、社会突发风险等。

第二，风险边界的模糊。由于环境的不确定性，加之缺乏 PPP 模式项目管理经验，对合作各方风险责任边界划分比较困难，使风险责任的界定比较困难。因此 PPP 项目一部分风险各自单独承担，另一部分风险边界难以划分的则共同承担。

第三，风险承担者的可变性。由于 PPP 项目长时间维度，包括政治、经济、社会、环境和经济等因素都会发生很大的变化，项目风险和收益呈现明显的动态变化性，因此项目参与主体也可能会随着时间和条件发生变化，也就可能导致风险承担的变化。PPP 项目风险管理难度可想而知。

根据上述 PPP 风险特点，确保 PPP 项目目标实现，要求政治环境比较稳定，法律法规健全，市场经济比较发达，私营部门有较强的实力，同时需要健全的资本市场和较强的金融创新能力。

5. 中国情境下的 PPP 应用体系

PPP 广义讲内涵丰富、形式多样，但也表现得有些笼统，不利于指导具体项目实施，BOT、BT 等形式进入中国多年，积累了大量经验，同时也出现了一些教训（如BOT 陷阱）。目前国内现状，人们多以 BOT 等具体形式对 PPP 模式进行对号入座，这有利于大家快速理解 PPP 的基本涵义，但也限于 BOT 等具体内容，产生了一定的不全面或者错误的认识。比如，有的把 PPP 模式简单理解为一种项目融资的方式；有的认为只适用于基础设施建设；有的认为经营性且能产生利润的项目才能采用 PPP 模式；有的认为 PPP 模式会造成国有资产流失；国有企业做 PPP 的社会资本方属于假PPP；有的甚至认为 PPP 就是政府圈钱的一种手段，等等。这些认识虽然不正确或者不准确，但都是有一定出发点的，这也是受当前我国经济社会发展现状影响的，所以有必要构建一个中国情景下的 PPP 模式体系，既有利于全面认识 PPP 模式，也有利于指导具体项目。

公共部门从公众整体利益角度出发，但也会受到政治影响，政绩导向，注重 PPP 项目短期利益，他们的效用函数在技术上、预算上可能是奇异的。而私营部门基于利益和风险来进行投资决策[66]。Shubik 认为所有参与者有特定的效用函数，考虑不同结果的效用，风险敏感性等因素影响他们作为理性人的决策，如 PPP 项目中私营部门的资产比重大，只有合作。而政府考虑项目社会效益应选择合理的投资或股份比例。公众是间接参与者，在 PPP 项目中有作用，不能获得更多的项目信息，没有决策控制权。公众的 PPP 支付负担没有影响公共预算或税收水平，但会影响社会效益绩效，所以可通过听证会等形式维持和增加社会资本[67]。

从图 2.4 可以看出，PPP 项目风险和收益分配机制是公共部门和私营部门的出发点和落脚点，是双方策划、权衡、谈判、选择、决策的条件，本质上是一个博弈的过程。所以不论公共部门授权私营部门完成 PPP 项目还是私营部门同意接受 PPP 项目，都是对 PPP 项目风险和收益的度量和选择，也可以说任何一个 PPP 项目的交易都是基于合作各方风险和收益分配机制的。本书从项目的收益分配和风险分担机制角度对 PPP 具体形式进行分类，如图 2.4 所示。

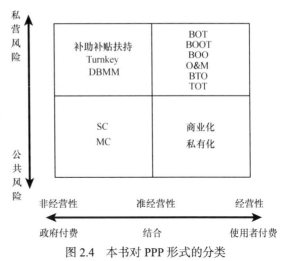

图 2.4　本书对 PPP 形式的分类

6. PPP 常见具体形式

PPP 是泛指公共部门与私营部门的合作，其结构可以是一个框架性的协议，也可以是一系列的正式合同。实践中，既不可完全泛化，否则无法具体应用；也不可对号入座，单纯对应某一种应用形式，经常是多种形式的组合与集成。

为便于理解和应用，现对我国 PPP 模式应用中几种常用形式释义如下：

（1）BOT（Build Operate Transfer，建设-运营-移交）

在世界经济不景气的大背景下，1984 年，土耳其首相 Turgut Ozal 首次在公共基础设施项目的私有化过程中应用 BOT 模式，引起世界各国关注，尤其在发展中国家广泛推广应用。BOT 模式就是公共部门将某基础设施项目的特许权授予私营部门，私营部门负责项目的融资、建设、运营，并通过提供产品或服务获得收益，特许期满，移交给公共部门。可以看到，BOT 就是公共部门与私营部门合作，私营部门发挥在资金、技术和管理上的优势完成公共服务的提供。除典型的 BOT 外，还根据项目实际演变出很多形式如 BOOT、BOO、BT、ROT、TOT、BLT、DBFO 等等。BOT 较早进入中国，并广泛应用，获得可很多宝贵的经验和教训，其中 BT 的应用异化成了带资承包方式，严重扰乱了建筑市场，同时超概算，造成了拖欠工程款和农民工工资[68]。

（2）PFI（Private Finance Initiate，私营主动融资）

1992 年，英国财政大臣 Norman Lamont 推出 PFI，解决财政困难，旨在公共服务的提供中提高私人部门的介入程度[69]。PFI 由公共部门发起项目，私人部门对项目进行设计、建设和运营，合作双方通过一个长期协议，私营部门为公共部门提供预先约定的公共产品和服务。PFI 模式中，公共部门以获取有效的公共产品和服务为目的，并非旨在获得公共设施的所有权。对于一些项目，如医院、学校等，公共部门在协议期内按照约定向私营部门支付产品和服务的使用费。合同到期后，项目所有权可能归私营部门，也可能归公共部门，具体看合同条款约定，这一点与 BOT

中公共部门以获得公共产品最终所有权为目的是不同的。在英国 PFI 模式应用广泛。DBFO 是 PFI 最常用的一种具体形式，PFI 更宽泛的说明将私人投资引入公共服务中的理念。DBFO 中，私营部门根据公共部门提出的项目需求，负责项目设计、建设、融资和运营。

从 BOT 与 PFI 产生背景看，前者是在政府财政困难情况下，为完成大型基础设施，增加供给、促进经济发展和技术、管理进步，选择的合理方式；后者比较多样，应用在社会公共事业，私营部门投资可以减少政府预算的限制。从经营性和风险分担看，BOT 更多应用于投资大、建设周期长、经营营利性较强的项目，属于特许经营类型，私营部门风险也较大；PFI 应用包括国防军事、教育、医疗、政务设施等，此类项目属于非经营性和准经营性，属于服务类型，靠项目运营很难完全收回投资，通常需要政府财政补助和补贴，私营部门风险较小。同时会对服务提供商有一定的实力、能力、信用要求。PFI 的支付对价比较灵活，如政府补贴、使用者付费以及政府配套关联资源利益等，具体项目需要系统的结构设计和精确计算。一般有三种方式：一是固定合同期限，政府保底支付额度；固定的支付额度，政府有保底合同期限；混合形式[70]。

（3）TOT（Transfer Operate Transfer，转让-运营-转让）

TOT 是指公共部门将建设完成的项目的一定期限的产权或经营权，有偿转让给投资人，由其进行运营管理；私营部门在合同期限内通过经营收回全部投资并得到合理回报，期满再转回给公共部门。采用 TOT 方式，重点考虑财政状况和已建项目的服务特点，同时考虑项目的公益性和公众的接受度。对经营性强的项目可以采取股权转让或资产出售进行商业化、市场化，由社会投资者经营。

TOT 相对 BOT 减少了项目融资、建设等任务，私营部门风险减小，从而也受到金融机构的青睐。同时公共部门可以通过 TOT 为其他拟新建的项目融资，同时减少项目运营的政府责任和财政补贴。对于私营部门讲，标的物明确，资产收益易预测，充分发挥技术和管理优势。

（4）Turnkey Projects（交钥匙服务）

交钥匙是公共部门对基础设施进行发包的模式，私营部门全程参与服务，一般承包商投资很少。通过招标，由承包商按固定总价完成设施的设计和施工，并承担相应的风险，有的也称为设计-施工（DB）。由于受 FIDIC 合同条件的影响，Turnkey 很容易与 EPC 造成混淆，前者更强调全过程、全尺度、全员的参与和服务，后者更具有工程承包性质。需要说明的是"Turnkey"是否包含私营投资还有一定的争议，本书认为不包含投资或很少投资，更是服务导向化的。所以 MC（Management Contract）、SC（Service Contract）等属于 Turnkey 的阶段服务提供。

（5）特许经营（Concession）

公共部门授予私营部门特许经营权，对公共产品和服务进行投资建设，并在约定期限内运营并收益，期满将公共产品的所有权移交给公共部门。

Concession 和 BOT 在文献中经常提到。美国交通部的一份报告[71]中认为，

Concession 和 BOT 是两种不同的 PPP 类型，因为在 BOT 模式中，设施的所有权在合同期间归私人部门所有，而将 Concession 定义为一种合同安排，公共部门对私人部门在一定期间内对设施的融资、建设、运营和（或）维护予以充分授权，私人部门承担大部分的项目风险和融资风险，一般 Concession 仅限于设施的运营和维护。特许期内设施所有权问题存在争议，有的专家认为设施的所有权始终归公共部门所有[72]，所以在 PPP 合同中明确公共产品所有权属和特许经营事宜。

最终需要强调的是，PPP 本质是公共部门和私营部门双方基于信任、公平和共赢思想所建立的合作伙伴关系，代表着一种管理理念、管理模式，也是一个项目管理生态系统。所以在 PPP 具体应用形式的选择上不可拘泥形式，应该掌握规律、善于创新，实现项目目标，达到合作双方的整体满意，持续项目价值。

二、PPP 模式在中国的发展

PPP 模式在当前中国情景下的应用，绝对不能照搬照抄，要充分结合中国国情、行业政策、项目实际、合作方实力和能力、使用者付费能力和消费观念等情况，具体项目具体构建 PPP 生态系统，确保项目成功，为公众提供充足的、优质的公共产品和服务。

20 世纪 80 年代中国引入 PPP 以来，经历了两个阶段的发展[73]。第一阶段从 80 年代后期至 90 年代末，主要靠引入外资缓解政府基础设施投资压力，1988 年投入使用的广东沙角 B 电厂是我国第一个采用 BOT 模式的项目。1995 年，广西来宾 B 电厂项目确定为中国第一个规范化的 BOT 试点项目，该项目获得《国际项目融资年鉴》的"最佳项目融资项目"荣誉。此后，四川成都自来水六厂、北京第十水厂等项目陆续批准为 BOT 试点，随着项目应用，PPP 模式在中国逐渐规范并积累了一定的经验。但由于政府缺乏经验，PPP 项目不是很规范，比如沙角 B 电厂 BOT 项目，广东省政府和银行承担了过多的风险。1998 年，中央实施积极的财政政策，并对各种违规外资项目进行清理审查，颁布了一系列文件：《对外以 BOT 方式吸收外商投资有关问题的通知》《关于试办外商投资特许权项目审批管理有关问题的通知》《关于加强外汇外债管理开展外汇外债检查的通知》《城市市政公用事业利用外资暂行规定》，尤其专门禁止"固定回报"的项目建设。

2000 年以后进入了第二个阶段，随着经济快速发展，中国城市化的速度也在不断提升，基础设施建设如火如荼，仅仅依靠政府的财政无法满足巨额的投资需求，因此通过 PPP 模式引入社会资本非常必要。同时，国内资本的积累稳定增长，国内金融机构人民币各项存款余额大幅增加，资本市场融资力量迅速扩大，很多企业在全球资本市场实现 IPO，此外保险、信托等各类金融机构也快速成长，为国内社会资本参与投资提供了有利条件。近几年，中央加大房地产调控力度，大量投资性资本流出房地产市场，进入 PPP 项目投资也是一个比较好的选择。2006 年，北京地铁四号线项目采用 PPP 模式并签订特许经营协议，港铁-首创联合体成立项目公司承担四号线投资建设和 30 年特许经营期的运营管理，总投资约 46 亿元。此外还有一大批 PPP 项目，主要包括重庆中法城市供水项目、北京卢沟桥污水处理厂、北京亦庄路东新区燃气项目、杭州湾大桥等路桥项目、2008 年北京奥运会项目的三分之二、渝遂高速公路、重庆忠垫高速公路等。但有的项目受到地方政府融资平台政策、部分特许经营项目运作不规范等因素影响，近几年来国内 PPP 发展相对缓慢。

近年来国家在基础设施和公共服务领域的投资改革力度不断加大，规范地方政府融资平台发展，创新融资方式，提高项目建设管理水平，降低建设和运营成本，提高公共产品和服务的供给质量。2013 年，党的十八届三中全会决定明确要求，允许社会资本通过特许经营方式参与基础设施投资和运营，这是中央政府推动新一轮基础设施与社会公共产品投资的创新性融资与管理模式。2013 年底，财政部组织召开了公私合作（PPP）专题会议，这次会议从体制机制创新的角度，对发展 PPP 模式做出了全面、系统的安排。2014 年 9 月国务院印发了《关于加强地方政府性债务管理的意见国发》（〔2014〕43 号），剥离融资平台公司政府融资职能，推广使用政府与社会资本合作模式（PPP）；2014 年 11 月，国务院印发了《关于创新重点领域投融资机制鼓励社会投资的指导意见》（国发[2014]60 号），明确要求要建立健全 PPP 机制，正式拉开了 PPP 发展的序幕。为落实国务院推进 PPP 的文件精神，财政部于 2014 年 9 月出台《关于推广运用政府和社会资本合作模式有关问题的通知》（财金[2014]76 号文）将 PPP 热推向高潮，这是财政部力推 PPP 模式以来颁布的第一份正式文件。2014 年底国家发改委、财政部又分别出台了《关于开展政府和社会资本合作的指导意见》（发改投资[2014]2724 号）、《政府和社会资本合作模式操作指南》（财金〔2014〕113 号），就 PPP 的适用范围、实施主体、联审机制、部门责任、实施流程等提出了明确的指导意见。国家有关部委出台了一系列政策文件，进一步细化和完善 PPP 操作规则。各地方政府出台了 PPP 实施意见，并公布和推介了大量 PPP 项目。专业中介机构积极参与 PPP 的咨询服务，提供实施方案，协作各级政府发布 PPP 项目的采购招标信息，社会资本积极参与 PPP 项目投资建设。

2015 年 8 月，李克强总理主持召开的国务院常务会议，决定进一步破解审批烦琐、资金缺口大等问题，设立 PPP 项目引导基金，扩大有效投资需求，财税部门不断加大财政与金融的政策支持；有关部委和地方政府都加强了 PPP 项目库和示范项目的推介力度。地方政府积极跟进国家政策，各省市大量 PPP 项目上马。根据国家发改委公布的数据，截至 2015 年年底，全国 PPP 签约项目共 755 个，涵盖市政建设、水务设施、交通运输、医疗卫生、科技、旅游、养老、文化、教育等产业，签约总投资额 1.8 万亿元。截至 2016 年年初，国家发改委 PPP 项目库总计有 2125 个项目，总投资 3.5 万亿元。全国各地共有 7110 个 PPP 项目纳入财政部 PPP 综合信息平台，项目总投资约 8.31 万亿元，涵盖了能源、交通运输、水利建设、生态建设和环境保护、市政工程等 19 个行业。超过 10 万亿元的投资将为我国经济发展撬动新的增长点。

2015 年以来国家出台与 PPP 相关的文件 50 余份，主要目的在于指导和规范全国 PPP 发展，各省级行政区政府层面出台的 PPP 文件 66 份，主要目的是落实国家要求和推进本地区 PPP 工作。各地以省级政府组团推介、地市级政府各自推介、政府部门网站发布等方式，邀请相关金融机构、社会资本方参加项目推介，不断加大 PPP 项目招商力度。

在 2016 年的政府工作报告中，李克强总理阐述了 2016 年要重点做好的八个方面的工作，又详细提出了约 50 个要点，其中有 3 个要点支持说明了当前政策环境的特点并间接要求地方政府寻求方法使用 PPP，其中包括："建立规范的地方政府举债融资机制，对财政实力强、债务风险较低的，按法定程序适当增加债务限额。""加强供给侧结构性改革，增强持续增长动力。围绕解决重点领域的突出矛盾和问题，加快破除体制机制障碍，以供给侧结构性改革提高供给体系的质量和效率，进一步激发市场活力和社会创造力。"以及"加强政府自身建设，提高施政能力和服务水平。建设人民满意的法治政府、创新政府、廉洁政府和服务型政府。"李克强总理在工作报告中重点工作的第三个方面"深挖国内需求潜力，开拓发展更大空间"中提出："发挥有效投资对稳增长调结构的关键作用。我国基础设施和民生领域有许多短板，产业亟需改造升级，有效投资仍有很大空间。今年要启动一批"十三五"规划重大项目。完成铁路投资 8000 亿元以上、公路投资 1.65 万亿元，再开工 20 项重大水利工程，建设水电核电、特高压输电、智能电网、油气管网、城市轨道交通等重大项目。中央预算内投资增加到 5000 亿元。深化投融资体制改革，继续以市场化方式筹集专项建设基金，推动地方融资平台转型改制进行市场化融资，探索基础设施等资产证券化，扩大债券融资规模。完善政府和社会资本合作模式，用好 1800 亿元引导基金，依法严格履行合同，充分激发社会资本参与热情。"这又是 PPP 模式的强大推动力。

2016 年 3 月 4 日，中国政企合作投资基金公司正式成立，财政部联合中国建设银行、中国邮政储蓄银行、中国农业银行等十家金融机构共同发起设立中国政府与社会资本合作（PPP）融资支持基金，总规模 1800 亿元。可见中央政府对 PPP 在全国推行和 PPP 融资支持基金高度重视。基金的设立对共同支持 PPP 项目发展及财政金融深化合作、创新方式，优化 PPP 项目融资环境具有积极意义。

根据 2016 年 2 月财政部 PPP 中心发布的数据，项目库中项目数量较多的行业依次为：市政工程、生态建设和环境保护、交通运输、片区开发、保障性安居工程、教育、旅游、医疗卫生、水利建设等。其中市政工程、生态建设和环境保护、交通运输三个行业的项目数量占 PPP 项目库的 50% 以上。另一方面，PPP 项目投资需求较多的行业依次为：交通运输、市政工程、片区开发、保障性安居工程、生态建设和环境保护、旅游等。其中交通运输和市政工程两个行业的投资需求占全部投资需求的 50% 以上。除了基础设施等 PPP 的传统领域，医疗行业和环保行业也成为各界关注的重点。

第四节　PPP 模式在我国的问题和启示

一、PPP 模式在我国的问题

随着 PPP 应用不断发展，有的项目比较成功，合作顺利；有的项目问题很多，有待解决。突出表现在：

（1）融资市场不成熟。融资渠道较少，融资难度大，还不能做到项目有限追索。PPP 项目一般协议期限较长，这与金融投资机构期望尽早退出形成矛盾，同时融资时要求项目公司股东进行连带保证，而且项目融资保证条款非常严苛，这也给项目融资人增加了很多非必要成本。此外国际低成本资本进入难度也很大。企业债券市场也不成熟。

（2）社会资本方不成熟。由于国有企业在与政府的关系、实力信誉、融资能力、议价能力、行业优势、风险控制等优势，成为 PPP 的主要承担者，但由于国有企业的性质和法人缺位，经营管理效率一般，这不符合 PPP 项目全生命周期效率导向特点要求。国外社会资本由于利润预期较高，很难成为重要参与者。民营社会资本虽然积极性很高，但由于融资能力、与政府的相对弱势、大型基础设施和公共产品项目建设和运营管理能力与经验不足、风险承受能力较低等原因，还不能成为大型复杂 PPP 项目的成熟合作方。政府和公众更加关注基础设施和公共产品品质和社会公平。对社会资本，由于 PPP 项目市场化程度不断提高，竞争愈加激烈，社会资本更加注重项目风险分担与控制，以实现项目目标获得合理回报。但随着 PPP 项目发展，民营资本在一些行业领域通过不断提高实力、能力，充分发挥其管理和技术优势，大幅提高效率，一定能成为 PPP 项目主要合作竞争者。

（3）PPP 有关政策和法律不完善。PPP 政策和法律是 PPP 项目实施的基本条件和保障，如 PPP 项目建设程序、PPP 项目社会资本方的选择及合同、PPP 项目纠纷处理、信息公开等。从 2014 年到目前，国家和地方已经出台 42 个 PPP 相关政策文件，PPP 法也正在酝酿中，这些都大大规范、保障和促进了 PPP 在我国的应用发展。

（4）PPP 项目生态系统不成熟。PPP 项目生态系统包括 PPP 项目环境（政治、经济、社会、文化、法律、行业）、项目干系人（政府及其下属有关部门、社会资本方、金融机构、工程参建单位、运营管理单位、公众、专家学者等）、项目管理职能与目标、项目协议时间、项目价值链、项目知识等组成部分。只有建立健康、和谐的 PPP 项目生态系统，才能保证项目成功实施，目前还有很多问题。如目前很多政策和法律还不完善，不同部门的政策缺乏系统性，各部委、地方政府纷纷出台政策和规章，差异较大，也未能与原来的有关政策无缝连接，且多头管理。PPP 模式的全面铺开广大公众和参与者还有一个熟悉接受的过程。金融机构需要针对 PPP 项目特点创新金融工具和产品。工程建设和项目管理需要充分运用集成管理理论和技术，以适应 PPP 项目干系人合作属性和长时间运行期的项目生命周期属性及投资与建设、运营管理集成一体化的特点。政府进一步明确为合作者和监管者的角色。

（5）PPP 项目落地难度较大。中央大力提倡和推广 PPP 模式，但是政府及其下属部门、社会资本方、工程咨询、金融机构、律师等政策掌握不透、知识缺乏和能力不足，再加上不能照搬国外案例，充分结合中国国情和项目实际以及行业现状，需要不断创新，所以在实践中项目落地难。PPP 项目政府和公众关注项目品质和社会公平等社会效益，社会资本效率导向，谋求经济效益，这本身是一对矛盾。现行的 PPP 模式对风险转移机制没有做出明确界定，政府对 PPP 项目投资回报率不作保证，所以项目前期会有一个较长的招标和谈判过程，以确定合理、共同接受的 PPP 协议期限和价格以及风险的分担。同时项目前期还需要完成 PPP 项目实施方案、物有所值（VFM）评价、政府财政支付能力评价和 PPP 项目招商方案等一系列的准备工作。

只有解决好这些问题，新阶段 PPP 模式才能得到更好的发展，为我国经济社会发展做出贡献。

二、对 PPP 的启示

2016 年是"十三五"开局之年，PPP 要走向更规范、更成熟的发展道路。

第一，要进一步健全 PPP 相关的法律法规和政策体系，加快 PPP 立法，保障公共利益和社会资本方的合法权益，依法降低交易成本和风险控制成本。

第二，规范 PPP 的操作规程，强化监管。明确不同部门在 PPP 发展中的职责，避免多头监管造成混乱。

第三，创新 PPP 生态系统、融资方式、应用形式和交易结构，提高 PPP 项目价值和交易活力。实现 PPP 项目的成功，需要项目干系人各方深入研究、用于创新、大胆实践，做到公平、诚信，推进 PPP 逐步走向成熟。

第四，加强 PPP 宣贯与培训，借鉴国外 PPP 发展的经验教训，准确理解 PPP 的内涵和作用，既不能神化 PPP，也要正确认识其对社会经济发展和改革的促进作用，提高知识管理能力和项目案例经验的积累，明确政府和社会资本方的职能分工、伙伴关系，实现利益共享、风险分担，树立正确的 PPP 理念和文化。

第三章 PPP 模式在我国医疗卫生领域应用

第一节 我国医疗卫生发展与改革状况

一、中国医疗卫生发展与改革历程

在世界各个国家，医疗卫生服务都是社会福利的重要组成部分，优化医疗资源配置，增加医疗服务供给，提高服务水平，兼顾公平和效率，满足分层次、多样化的医疗卫生服务需要，都是医疗卫生服务发展和改革的主要任务。

新中国成立初期，采用苏联模式，构建了中国卫生系统，包括医疗服务、防疫控制、妇幼保健、基本药物提供和中医药学、民族医学等，主要特点包括：一是政府主导、覆盖全国，包括卫生行政管理组织体系、医疗卫生服务机构及相关服务配套；二是通过政府和集体筹资保障医疗机构正常运行，主要包括全额拨款、差额补助、专项拨款、税收减免等方式为公立医疗机构建立稳定的筹资机制和经费补偿机制，涵盖硬件建设、日常流动资金、人员工资等；三是建立了城镇公费医疗、城镇劳保医疗和农村合作医疗制度的医保体制，1976 年合作医疗覆盖率达到了 90%[74]。这一个阶段在国家的投入和广大医务人员的无私奉献下，基本实现了医疗服务的广覆盖、低成本运行。

到 20 世纪 70 年代晚期，随着医疗科学技术和医药事业的发展，医疗机构明显建筑设施陈旧、技术相对落后、运行保障不足。计划经济体制下的公费医疗和劳保医疗两项制度难以长期维持，同时，国家提出改革开发的整体发展思路。1979 年，前卫生部部长钱信忠提出，要运用经济手段管理卫生事业。卫生部下发《关于加强医院经济管理试点工作的通知》，对医院试点进行"定额补助、经济核算、考核奖励"，推行"五定一奖"等具体政策。国家施行财政包干制造成政府医疗卫生投入严重不足，影响了广大人民群众的医疗保障。

1989 年，《关于扩大医疗卫生服务有关问题的意见》中引入承包制，允许医院开展一定的商业活动，弥补政府投入不足。1992 年，提出"以工助补"、"以副补主"的要求。从此开始了所谓的市场化改革[75]。这一时期医院将成本转移给公费医疗和劳保医疗两个支付体系，逐渐导致半瘫痪状态。

20 世纪 90 年代末启动医药卫生体制改革（"老医改"），1997 年《中共中央、国务院关于卫生改革与发展的决定》出台，随后又启动了"医疗保障制度、医院管理体制、药品管理体制"三项联动改革。1998 年，国务院颁布《关于建立城镇职工基本医疗保险制度的决定》。启动医药分家，药品招标采购，医疗机构分类管理等改革措施。2002 年出台《关于城镇医药卫生体制改革的指导意见》，其中"鼓励各类医疗机构合作、合并"，"共建医疗服务集团、营利性医疗机构"，"医疗服务价格开放，依法自主经营，照章纳税"等内容，一定程度上将医疗服务向市场化引导。"老医改"的重点是调整卫生服务体系、提高卫生资源的合理配置和卫生服务绩效，扩大了公立医院经营自主权和分配自主权，促进了医务人员的工作积极性。此外在国家投入不足情况下，医院建设、医疗设备等都得到了很大的改善。2003年的SARS疫情在全国蔓延，使我国重新审视公共卫生体系的建设，并开始大幅投入完善，也由此引起了很多对医疗服务市场化的探讨与争论。主要问题包括，政府投入不足、医疗费用过快增长、药品费用占比过高、医院公益性弱化、自利性增强、医院管理行政化等等，表现为"看病难、看病贵"，人民群众反响强烈。我国卫生总费用从2000年4586亿增加到19921亿元，增长4.34倍，大幅超过同期城乡居民可支配收入和农民人均纯收入增长的幅度。2009年第四次全国卫生服务调查数据显示，两周新发病例未就诊比例达38.2%，经诊断需住院而未住院比例为21%，其中因为经济困难、看病贵原因占比很大[75]。政府投入占公立医院总收入的比例在8%～9%，比例偏低，政府投入明显不足。公立医院出现自利性倾向、公益性弱化，部门自治，医务人员收入与医院产值挂钩、医院运转和发展主要靠自己筹资，甚至出现诱导消费、大处方、药品回扣、红包等与医者仁心的职业道德相违背的问题。

2009年新的医药卫生体制改革（新医改）的启动和推进，陆续出台《中共中央国务院关于深化医药卫生体制改革的意见》（2009）、《医药卫生体制改革近期重点实施方案（2009—2011年）》（2009）、《关于公立医院改革试点的指导意见》（2010）、《关于进一步鼓励和引导社会资本举办医疗机构的意见》（2010）等有关医疗服务改革的文件，明确了医疗服务改革的基本思路，主要目标是"建立健全覆盖城乡居民的基本医疗卫生制度，为群众提供安全、有效、方便、价廉的医疗卫生服务"。医疗服务改革"坚持非营利性医疗机构为主体、营利性医疗机构为补充，公立医疗机构为主导、非公立医疗机构共同发展的办医原则，建设结构合理、覆盖城乡的医疗服务体系。"新的医疗服务改革的总思路是"公平与效率统一，政府主导与发挥市场机制相结合，强化政府在基本医疗卫生制度中的责任，加强政府在制度、规划、筹资、服务、监管等方面的职责，维护公共医疗卫生的公益性，促进公平公正。"

坚决强化政府责任。新医改把基本医疗卫生制度作为公共产品，提出"以人人享有基本医疗卫生服务为根本出发点和落脚点"，政府的角色转变为提供制度、提供政策，以基本医疗服务供给为重点。基本医疗服务是指根据当地医疗资源配置水平和基本医疗保险制度规定的筹资水平，按国家和地方规定的基本临床治疗项目、基本用药目录、基本服务设施和基本费用水平提供的与疾病诊疗有直接关系的医疗服务[76]。进一步加强基层医疗服务建设，《中共中央国务院关于深化医药卫生体制改革的意见》中提出"积极推进农村医疗卫生基础设施和能力建设，政府重点办好县级医院，并在每个乡镇办好一所卫生院，采取多种形式支持村卫生室建设，使每个行政村都有一所村卫生室，大力改善农村医疗卫生条件，提高服务质量。"加大政府财政补偿，政府负责公立医院基本建设和大型设备购置、重点学科建设、符合国家规定的离退休人员费用和政策性亏损补偿等，对公立医院承担的公共卫生任务给予专项补助，保障政府制定的紧急救治、援外、支农、支边等公共服务经费，对中医院（民族医院）、传染医院、职业病防治院、精神病医院、妇产医院和儿童医院等在投入政策上予以倾斜。加强公立医院管理，公立医院要遵循公益性质和社会效益原则，坚持以病人为中心，优化服务流程，规范用药、检查和医疗行为。深化运行机制改革，建立和完善医院法人治理结构，明确所有者和管理者的责权，形成决策、执行、监督相互制衡，有责任、有激励、有约束、有竞争、有活力的机制。主要包括推进政事分开、管办分开、医药分开、人事制度改革、补偿机制改革、财务管理、绩效管理等。强化监管责任，强化医疗卫生服务行为和质量监管，完善医疗卫生服务标准和质量评价体系，规范管理制度和工作流程，加快制定统一的疾病诊疗规范，健全医疗卫生服务质量监测网络。加强医疗卫生机构的准入和运行监管。政府对于公立医院实行全行业监管，医疗服务安全质量监管、运行监管，医疗保障监管、药品监管、财务审计及社会监管制度等。

充分发挥市场机制作用，坚持公平与效率的统一。"注重发挥市场机制作用，动员社会力量参与，促进有序竞争机制的形成，提高医疗卫生运行效率、服务水平和质量，满足人民群众分层次、多样化的医疗卫生需求。""鼓励和引导社会资本举办医疗机构，有利于增加医疗卫生资源，扩大服务供给，满足人民群众分层次、多元化的医疗服务需求，有利于建立竞争机制，提高医疗服务效率和质量，完善医疗服务体系。""引导社会资本以多种方式参与包括国有企业所办医院在内的公立医院改制，积极稳妥地把部分公立医院转制为非公立医疗机构，适度降低公立医院的比重，促进公立医院合理布局，形成多元化办医格局。"以上政策主要鼓励和支持社会办医，形成公立医疗结构和民营医疗机构医疗资源配置合理比例，推进有序竞争；对包括国有企业所属医院等经营不善的公立医院，在保障国有资产和职工利益的前提下，探索改制。此外，允许外资办医。2010 年国务院办公厅转发的国家发展和改革委员会、卫生部等五部委《关于进一步鼓励和引导社会资本举办医疗机构的意见》。鼓励非公立医疗机构向高水平、规模化的大型医疗集团发展，到 2015 年非公立医疗机构床位数和服务量达到总量的 20%，这些都为进一步发挥市场机制创造条件。

总体来看，通过医改，政府不断加大投入和各级医疗机构及广大医务工作者共同努力下，我国医疗机构的软硬件水平都得到了大幅改善，服务能力和水平均大大提高，患者及家属的满意度逐渐提高，医改取得了显著成效。

二、中国医疗卫生服务改革困难

中国医疗卫生服务改革主要包括医疗卫生服务规划、筹资和监管等改革，公立医院是其主要载体。世界卫生组织（WHO）对各国医疗服务提供、医疗筹资与分配公平性的评估排序结果中，中国排名第 188 位，远远低于和中国同样为人口大国的印度的 36 位[77]。从问题出发，进一步增强问题意识，医改虽然做出了很大的努力，也取得了一定的成效，但依然有很多问题需要分析、解决。

（1）医疗资源配置不合理。新医改坚持维护公共医疗卫生的公益性原则，促进公平公正。从管理学角度看公平主要包括三个方面[78]：机会平等、利用平等、扶助弱势群体，此外还包括公平的有效保护，打击破坏公平的行为。也就是不论患者的身份地位、经济状况、生活处所都可以获得满足诊治需求的满意服务。从我国医疗卫生发展现状看，医院建设发展投入、医疗资源尤其医疗人才、医疗技术和医院管理能力等都呈现发展不平衡，表现为东部与中西部差异、城市与农村差异，城市中优质医疗资源又突出集中在北京、上海、广州、武汉、成都、西安、沈阳等区域性大城市，医疗资源配置明显不合理。大城市大医院出现"看病难"，排队住院、等号、"黄牛"、医倒等情况严重；中小医院运转苦难、发展乏力、"门可罗雀"，医疗服务不公平性突出[79]。

（2）政府投入不足，医院自利性倾向。政府投入不足，公立医院的运转、硬件建设、大型医疗设备购置、医务人员收入等基本由医院结合市场自行解决，少则几百万，多则几千万，甚至几亿元，逐渐导致公立医院的自利性倾向。日常管理中，院长、科主任、医生、护士都背上了经济指标，科室和医院的收入成了医院发展的重要指标，无形当中弱化了学科发展、医疗技术、患者满意度等重要性。诱导医疗消费、过度医疗、大处方、乱用药、乱收费、超标加床等情况非常多。这种自利性倾向明显与公益性相矛盾，人民群众反映强烈，医患关系十分紧张。

（3）医疗诊治检查过度化。医疗服务过程以检查、化验、新技术等作为诊治依据和方法，并充分利用现代医疗科技发展成果是提高医疗服务能力和水平的重要手段。但是随着科室和医生的经济任务和大医院人满为患的情况，实际工作中出现巡诊、查房、医嘱、治疗方案、病案等不规范情况，出现诊治不细和过度检查情况，更达不到规范化临床路径要求和精准医疗要求，导致患者不能获得安全、有效、方便、价廉的医疗服务，也就不符合医改的宗旨。

（4）医院管理不规范、低效率。总体来看，我国医疗行业的管理总体落后，资源配置和管理上都很难实现分级诊疗，也就造成了结构性低效率。医院行政化严重，政事不分、行政任命和级别、人事部门管理编制、薪酬管理按级别确定、大锅饭思想等，医院管理中有的是制度建设不利、有的是制度执行不利，管理体系落后，效率较低，运行成本高、漏洞大，广大医务人员未能用科学、合理、正确的管理方法激励、提升。

（5）医院优秀文化缺失。"医者仁心""白衣天使"都是对广大医务工作者的褒奖，也是医院优秀文化的基础。近些年来，出现的收红包、拿提成、索回扣、大处方、过度医疗、医疗责任事故等情况，有部分医务人员利欲熏心，成为了设备厂家、医药公司、医用耗材单位的"牟利工具"，这些行为完全与一个医生的身份不相符，医德医风丧失。医院需要重树优秀文化，做到医疗行为规范、有爱心讲奉献，成为社会主义核心价值观的践行榜样，引领社会主义新常态下的优秀文化。

（6）民营医院乱象丛生。鼓励社会办医是为有利补充公立医院服务供给不足，协同服务，形成有序竞争。但在实践中，很多民营医院出现医疗行为不规范、欺骗患者、骗取医保资金等情况，可以说乱象丛生。这与国家整体医疗资源配置、医务人员管理和行业监管不力都有一定的关系。2016 年春季的"魏则西事件"、"莆田系医疗""百度竞价排名"等问题的曝光，说明进一步加强民营医院监督管理势在必行。

综上所述，我国医药卫生体制改革必须坚持公益性原则，做到强调基本医疗卫生制度作为公共产品，强化政府责任；坚持公立医院公有制属性；坚持公立医院为非营利经营性质；加强医疗保险覆盖和管理，体现医疗服务公益属性。我国公立医院服务功能除了提供临床服务和非临床服务外，还承担着公共卫生、预防保健、教学科研等社会服务职能。2010 年正式启动公立医院改革，2011 年全国推广。改革主要围绕"谁来办、谁出钱、谁监管"三大核心问题[80]，在住院医师培训、医疗服务质量管理、医疗服务信息化、集团化、优质护理等方面取得了一些成果，如政事分开、管办分离、医药分家、人事制度改革等进展缓慢，继续探索。

本书认为，医疗服务是针对人的生命和健康的服务，其根本是公益性，与此同时具一定的专业排他性和相对竞争性，所以强化政府主导、医疗公共产品特性，加强公立医院管理，完善医疗保险配套制度，构建适度的公立医院与社会办医的有序市场竞争机制，提高医疗服务的水平和效率，进一步强化监管，实现满足人民群众分层次、多样化的医疗卫生需求的目标。

第二节　国外 PPP 模式在医疗卫生领域的应用

20 世纪 70～80 年代欧洲经济衰退，各国重新审视政府开支，医疗卫生领域成为控制财政开支的重点，医院建设增长也放缓，就此 PPP 模式在医疗领域兴起并取得成功，大型医疗 PPP 建设项目成为重点领域，世界上很多国家根据国情在实践中探索、创新，形成了很多成功的案例，也总结了不少经验和教训。下面对一些典型国家的医疗领域 PPP 项目实践做以下简要介绍。

英国施行全民医保，是国民健康保险的创始国，属于国家福利型医疗服务体系。1948 年施行的国家卫生服务体系（National Health Service，NHS）曾被世界卫生组织（WHO）评为世界上最好的医疗服务体系。但是随着国民医疗需求持续增长，医疗费用不断上升，NHS 内部管理效率低下，出现医疗服务供给不足、住院难等问题，而且公立医院硬件设施陈旧落后，需要新建或改扩建，NHS 逐渐不堪重负。为进一步增加医疗服务供给，加快医院项目建设，政府开始探索新的融资渠道，鼓励公共部门与私营部门合作。1992 年开始全国推行私人融资计划（Private Financing Initiative，PFI）。该计划一般由私营部门投资建设，医院建筑物产权在特许期内归私营部门所有，医院每年向私营部门支付一定的使用费，特许期满后建筑物产权移交给医院。公共部门负责核心医疗服务提供，私营部门在合同期内负责医院建筑运行维修并提供医院非临床支持服务[81]。总体来看，PFI 解决了传统政府采购很多不足，如规划设计不合理、较低水平的项目管理、项目超投资超工期严重，同时确保卫生部门专注于临床医疗服务。经统计研究，PFI 项目成本节约平均为 4%，技术成本节约 2%～3%，资金增加管理费占总成本的2%[82]。英国又于2000年启动LIFT（Local Improvement Finance Trust），解决初级卫生保健社区医疗现代化建设。地方卫生部门和私营部门作为股东组成LIFT有限责任公司，资产共同持有，LIFT公司承建、更新、运营、维护并经营初级医疗建筑物并拥有所有权，私营部门可提供物业管理、零售业务等服务，不包括核心医疗卫生服务。建筑物出租给全科医生、基层护理人员、药剂师等医务人员，并收取租金。目前英格兰初级医疗项目采用LIFT模式达到50%。

西班牙1999年从社会保险体系转为国家卫生服务体系，实行全民免费医疗。随着经济危机爆发，政府财政紧张，医疗公共服务供给出现不足。1996年，PPP模式引入西班牙，PPP项目不断增多，2002年颁布特许经营法，将PPP运用到医疗、教育、政府等公共部门。2006年，PPP主要运用的三个领域，超过800百万欧元被用到了这些领域的PPP项目，其中包括医院建设项目[83]。目前西班牙约有15%~20%的医院服务属于公办私立性质，政府通过"合同外包"进行托管。马德里健康计划是西班牙健康部门最大的PPP项目，2003—2007年马德里自治区投入8亿欧元，通过重组和建设该地区总共8家医院以提高护理质量和减少拥挤，由私人部门负责建造、营运、管理（BOT），新医院特许合同期为30年。大部分医院的临床服务由公共部门提供，另外，两家联合私人部门提供健康服务。托雷维耶哈医院PPP项目是成功案例。

加拿大于1968年制定了《加拿大卫生法》，1972年所有省和地区均将私人门诊费用纳入公费医疗计划，实现了全国全面公费医疗[84]。随着人民医疗服务需求不断增加，加拿大医疗服务费用增长速度超过10%，成本大幅上升，同时医务人员短缺，患者等候时间加长。加拿大开始利用PPP模式建设和运行维护医疗基础设施，联邦政府成立PPP办公室并管理12.5亿美元的PPP项目基金，支持创新的PPP项目[85]。加拿大PPP采用具体形式主要四种形式，一是融资、建造和租赁（FBL）；二是融资、设计、建造和租赁（FDBL）；三是融资、设计、建造、租赁和运营（FDBLO）；四是融资、建造、租赁和运营（FBLO），提供非临床医疗服务等外包业务。PPP模式解决了医疗设施和服务供给问题，并且符合物有所值原则，既符合公众价值观，又达到可持续发展的目的。当然恰当、透明的程序和严格的监管是非常重要的。

美国联邦、州和地方政府开办的公立医院仅占总数的25%，其余均为私立性质（营利或非营利性），因此PPP模式主要应用于医学研究、新药研发等方面。2004年美国食品药品监督管理局（FDA）在CPI（The Critical Path Initiative，CPI）报告中专门论述了PPP模式在推动医学科研和临床应用中作用，2005年美国国立卫生研究所（NIH）专门成立了负责PPP项目管理机构"NIH for PPP"，发展医疗卫生服务事业。主要包括人类基因组计划、骨关节炎计划、生物标记计划等一些重要的PPP项目，减轻了政府财政负担，调动了私营部门积极性，大大促进了医学科研和临床成果的转化。2003年美国卫生系统中的私营部门在PPP模式下提供卫生保健服务已覆盖1.65亿人，尤其是针对一些弱势群体的卫生救助合作项目取得重要的进展[86]。

澳大利亚在1984年出台《全民医疗保险法》，所有永久居民在公立医院享受免费医疗服务。在私立医院看病，可获规定服务内容免费或补贴治疗，此外还有配套的药物津贴制度和私人医疗保险系统。政府负责医疗服务投入资金筹措。随着公众对卫生服务的不断增加，政府需要建设新的医院增加服务供给。20 世纪 90 年代中期在澳大利亚 PPP 模式应用于医院建设项目，其中最常见的是 BOO（T）模式：建造、拥有、运营（移交），与英国 PFI 不同的是除提供建设和运行维护外，还提供临床医疗服务。已经完成的 50 多个 PPP 项目中，15 个 BOO、4 个转制（把公立医院卖给私营部门）、4 个转为政府拥有私营部门托管、3 个是 BOL "建造、拥有、售后回租"、30 个 "院中院、院旁院" [87]。澳大利亚的医疗 PPP 是较完全的公私混合模式，公立医院和私立医院合作比较成功。

印度是人口大国，属于发展中国家，占世界贫困人口的 36%，但印度政府施行近乎免费的公共卫生医疗体系，走在世界前列。在医疗领域，印度广泛应用 PPP 项目，大大弥补政府投入不足和公共医疗资源短缺，印度的经验值得中国借鉴。在印度私营医疗机构占主导地位，约占医疗机构总数的 60%，私立医院服务能力大大超过公立医院。但依然还有大量人口不能获得及时、可靠的医疗服务，印度中央政府及地方政府采用 PPP 模式，取得一定的效果[88]。一是采用 PFI 形式，私营部门投资初级医疗保健中心（PHC）和公立医院的建设、设备供应和维护等，核心医疗服务和管理仍由公共部门承担，私营部门享受免税政策，如南部的班加罗尔市的初级医疗中心 PPP 项目，医疗服务明显高于其他[89]；二是将公立医院托管，保持非营利性，政府提供各种卫生计划和项目补偿，私营部门承担医院运行管理费用；三是政府购买社会医疗服务（SC）；四是政府赞助私立医院，支持私立医院承担社会责任，为贫困人群提供免费医疗。

巴西于 1988 年建立全国统一医疗体系（Unified Health System，SUS），实行以全民免费医疗为主、个人医疗保险为辅的医疗制度，公立医疗机构对病人实行免费治疗，不收取病人任何费用。公立大医院是支柱，政府管理和运营，决策高度集中，运营管理出现效率情况，医务人员积极性不高[90]。20 世纪 90 年代，巴西圣保罗州政府将一些医院交给社会健康组织（OSS）托管运营，提供医疗服务，费用由政府负担。OSS 在人力资源管理、采购和外包方面拥有一定自主权。巴西 PPP 医疗项目，在床位使用率、平均住院日等主要医疗指标上均取得了较好的效果。

从国际大型医疗 PPP 建设项目经验看，主要方式包括：私营部门筹资建设并运营或回租公立医院、公共部门外包非临床支持服务系统、私营部门托管公立医院（总体或部分临床服务）、公共部门和私营部门联合协同医疗服务等方式[91]。大型医疗 PPP 建设项目获得成功必须做到，合作理念统一、结构科学合理、模式恰当、前期准备充分、价值优化、过程执行有力、成本受控、风险分担、机制完善灵活、透明监管、公众支持。

第三节　中国情境下医疗建设项目 PPHP 生态系统构建

中国医药卫生体制改革进入新的阶段，2015 年国务院办公厅出台《关于城市公立医院综合改革试点的指导意见》和《关于促进社会办医加快发展若干政策措施的通知》。现实来看，人民群众医疗服务需求不断增加，我国千人床位数量远远低于发达国家标准，医疗服务供给总量不足与结构不合理并存。我国政府财政向医疗供给总投入虽然逐年增加，但与医疗服务需求的增长不相匹配，近年来"补需方"政府投入方式使得医疗服务供给投入相对减少，医院用房和大型医疗设备等硬件建设不能很好地满足使用要求。医疗服务产出基本属于公共产品或外部性很明显的准公共产品，这种特殊性决定了医疗服务供给不能完全走市场化的道路[92]。

为进一步化解地方政府债务，缓解中央和地方政府财政投入压力，满足大幅提高的医疗建设需求，加大固定资产投资，促进经济快速发展，在确保医疗服务公益属性的基础上，充分发挥社会资本的管理和技术优势，调动市场因素积极性，提高公立医院管理水平，为人民群众提供更好的医疗服务，以 PPP 模式进行医疗项目建设逐渐成为实现我国医疗服务供给的重要方式。当前我国 PPP 模式如火如荼，医疗建设也是重点应用领域之一。

一、PPP 在我国医疗卫生领域应用现状

随着经济社会不断发展，广大人民群众对医疗服务需求不断增加，医疗服务供给不足与结构矛盾并存。近年来，财政医疗供给投入逐年增加，地方政府财政压力较大。以 PPP 模式实施医疗建设项目和医疗服务提升有利于保质、保量提供医疗服务供给，并大大缓解政府财政投入压力。

目前，国家发改委和财政部 PPP 项目库中医疗项目主要是公立医院改扩建、体检中心、医养结合项目，且以地级、县级医疗机构为主，少部分大型知名医疗机构分院项目，总体看项目源充足。但也存在一些问题，如有的项目库中的项目未经规范的 PPP 项目论证咨询（PPP 项目实施方案、物有所值论证、财政支付能力评价）；有的项目和所在地实际运作情况有出入；由于各地区推广 PPP 力度和重点不同，也呈现出各地项目各有千秋；有的项目是纯商业化的，也被包装进入 PPP 项目库；有的项目变相融资，形成政府新的债务，不符合 PPP 项目要求。由于工作刚刚启动，PPP 前期准备不足，医疗 PPP 项目落地难。当然也有很多项目成为医疗 PPP 的示范，如北京友谊医院顺义院区 PPP 项目、如东县医院 PPP 项目、门头沟医院托管项目、北京儿童医院项目、昆明儿童医院项目等。医疗 PPP 具体应用形式多样，几乎覆盖了所有 PPP 类型：BOT、BOO、BOOT、DBFM、O&M、TOT、ROT、SC、MC、BUT、BLT 等，很多项目不是简单的一种形式，而是几种形式的组合甚至集成。

总体来看，医疗 PPP 发展面临着很多问题。

第一，由于医疗事业的公益性和特殊的社会服务功能，医疗 PPP 面临着较大的体制机制困难和政策风险，如传统的医药、设备、高值耗材等的采购供应模式与公立医院改革不匹配。目前医疗 PPP 实践中，积极参与的社会资本方第一类是药企和设备融资租赁企业，主要出发点是控制医院的药品和设备的"供应链"，自主定价

采购，以期降低医院采购成本，如复星药业、国药、白云山药业、环球医疗等；第二类是医院关联服务企业，拟通过捆绑公立医院品牌、医疗资源、患者资源和医院管理能力协同服务或医院购买其服务，如医养结合、保健养生、辅医服务等，如保利的医养地产、北大医疗和凤凰医疗的医院托管、中信医疗医养结合产业链、华润医疗教育培训等。第三类是医院建设和管理类企业，主要包括医院专业工程咨询、项目管理、规划设计、医院工程总承包、净化工程专业总承包、大型医院物业和辅医管理企业等，通过投资带动业务承揽，充分发挥技术和项目管理的专业能力，降低建设成本，创造 PPP 项目收益，如中国中元、中建一局、深圳尚荣、源和医疗资本、家福物业等。这类企业更注重项目融资、工程建设和物业管理，不直接参与公立医院的运营管理当中。前两类中有的 PPP 合作模式与国家取消药品加成、医药分家、省级医院不允许租赁设备、控制非基本医疗服务扩张等改革措施有一定的矛盾。此外，还必须处理好公立非营利性医院和其他关联服务营利性的关系，甚至有的涉及到混合所有制改革，都存在着一定的政策风险，如昆明儿童医院与华润的合作违背有关法律和政策，被国家卫计委叫停，并勒令整改。

第二，我国的医疗 PPP 属于准经营性的非营利性项目，所以 PPP 对价支付必须以政府财政负担为主，医院适当进行运营绩效补贴，否则社会资本的逐利性与公共服务公益性的会矛盾凸显。《民办非企业登记条例》规定，非营利机构不得获得投资回报，不得从事营利性活动，不得设立分支机构，不得连锁运营，所投资产全部转为社会资产，同时其资产不得用于抵押、质押和担保。目前很多医疗 PPP 项目，地方政府由于财政紧张或不重视公益事业发展，更多的 PPP 对价支付压力以使用者付费的方式由公立医院承担，或者由药品和设备企业掌握供应链，甚至有的由社会资本方控股公立医院，这些都是不符合医疗公益事业特性的，公益性应体现为公共服务的可及性、可负担性、服务质量的递进性。同时也大大影响了广大医务人员的工作积极性，不利于医疗 PPP 的发展。

第三，公立医院各项改革措施尚未完善，还不能完全按照现代管理方式进行医院管理，优质医护资源匮乏，同时不能很好地流动，影响医疗 PPP 的发展。需要对事业单位人事制度、技术职称制度、医生多点执业政策、医疗责任险等进一步深化改革，充分调动医护人员的积极性和流动性。实践中，有的医疗 PPP 项目，提出"老人老办法、新人新办法"、"七个不变"等方式，由于受有关政策和思想观念影响，很多项目推进不利。需要说明是有的社会资本方，假借 PPP 项目之名，实则想占有和控制公立医院，应该严厉禁止，这也是很多公立医院医护人员职工代表大会不能通过的重要原因。PPP 从根本上讲是基于建设项目融资的政府与社会资本的合作，并不是组织级、股权等法人治理结构层级的合作，所以不可无限制地扩大医疗 PPP 适用范围。

二、中国情境下医疗 PPP 建设项目管理模式

改革开放以来，经过三十多年发展，我国经济社会各方面都得到了很大的提高。

医疗卫生事业也取得了长足的进步，医疗服务能力显著增强，确保为广大人民群众提供优质的公共卫生保障和医疗服务。实施了大量的改革措施，如医疗体制改革、城市公立医院改革、医疗保险制度、新农合制度，等等，取得很大的成绩。但是中国医疗改革仍处在深化期，还有较重的任务与较长的路。

综上，我国的医疗 PPP 项目必须严格按照当前国家有关政策和法律法规，尊重中国传统文化，充分结合中国医疗行业实际，根据 PPP 项目特点不断创新，构建中国情景下医疗 PPP 建设项目生态系统模式。

为更好地在我国医疗服务领域应用 PPP 模式，需要加强认识中国大型医疗 PPP 建设项目的特点。

1. 强化医疗服务公益属性，政府具有主导责任

尤其是公共卫生和基本医疗服务，政府更是责无旁贷，所以公立医院建设项目不论是传统投资模式还是采取 PPP 模式都应该是政府财政承担。同时充分发挥市场机制，正确认识 PPP 模式中合作双方政府和社会资本方的角色。萨瓦斯认为："政府必须承担更多的责任：强化保护集体福利的规则；确保公开竞争；充分运用市场力量，减少不切实际的控制和对企业不必要的管制[93]。"此外还需进一步改革物价管理和税收政策，促进医疗 PPP 发展。

2. 加强供给侧改革，创新医疗服务内容和形式

积极响应国家提出的供给侧改革，不断创新，实现保基本、多层次、多样化医疗服务，大力促进社会办医，构建社会资本营利性医疗机构和公立非营利医疗机构优势互补、协同服务的中国医疗服务体系。现实来看，当前民营营利性医院主要是改善就医环境和服务态度，在医护资源、医疗技术、医院管理、品牌等方面和大型公立医院还有差距，所以不断积累和提高民营营利性医院这些核心能力还需要政府和公立医院给予帮助和支持，如建立医院联合体、医院托管、科室托管、协同服务、离岸合作、人事政策统一管理等方式。这样才能促进民营营利性医院为公众提供更好地医疗服务，也能大大促进医疗 PPP 发展。根据国家卫生资源配置规划，非营利性和营利性床位比为 8∶2 左右。

3. 公立医院作为医疗服务主要提供者，明确医疗 PPP 项目中的主体地位

医院作为社会服务的主要组成部分承担者救死扶伤、治病救人的重要任务，与一般基础设施大大不同，所以在医疗 PPP 项目中，医院应该和政府部门、社会资本方共同组成合作伙伴关系，成为三元合作本体，也就形成了 PPHP（Public Private Hospital Partnerships）系统结构，如图 3.1 所示。公立医院主要负责医疗 PPP 项目的战略定位、医院运营管理模式、医疗功能需求、医疗技术支持、医院服务管理、运

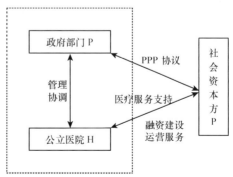

图 3.1　医疗 PPP 三元合作本体伙伴关系结构

行维护管理与协调、医疗资源配置、医院持续改进等等。

4. 医疗 PPP 项目服务属性突出

不同于基础设施 PPP 项目，医疗 PPP 项目在建筑和医疗设备等硬件建设基础上，包括医院管理、医疗资源和医院文化等软件建设尤为重要，其服务对象是每一个患者及家属，客户的体验直接决定着公众满意度。增加医疗服务的供给总量和服务水平，提高公众满意度是医疗 PPP 项目的根本目的。

5. 大型医疗 PPP 建设项目和运营难度大

医院功能复杂、技术工艺烦琐、建设难度很大，社会资本方承担者融资、建设、运行维护以及相关服务的任务和风险。我国传统投资模式中，近几年医院建设项目盲目追求"高大上"，建设一个医院动辄几亿甚至几十亿，超概算、超工期情况比较严重，项目策划和规划设计不能按照项目全生命周期成本考虑，运行成本非常高，个别医院建设完成后，水电费已成为严重负担。医院建设项目的功能、投资、进度、质量、安全等主要目标控制难度非常大，也就大大加重了项目的风险。同时医院建设项目作为公益事业，土地、房屋等难以作为抵押、担保，也就增加了医疗 PPP 项目的融资难度。所以，政府和公立医院应该深刻认识到这一点，应该公平合理的支付 PPP 项目对价，社会资本方完成医疗 PPP 项目理所应当获得合理的收益。同必须认识到，医院建设十分复杂，医院运营维护管理挑战更大，从医院建设项目全生命周期成本看，运营期成本远远高于建设期费用，所以医疗建设项目从前期策划、规划设计、建设实施、运行维护一体化管理势在必行。

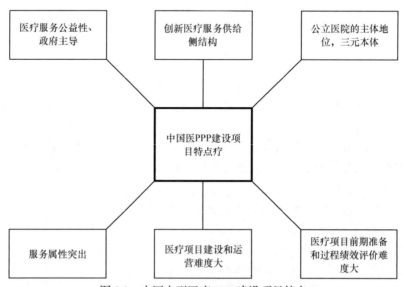

图 3.2 中国大型医疗 PPP 建设项目特点

6. 医疗 PPP 项目前期准备、运营维护和过程绩效评价复杂、困难

除满足政策规定编制 PPP 实施方案、物有所值评价、财政支付能力评价、招商方案等前期咨询和程序，还应该对医疗资源配置规划、医疗设备配置方案、医院净化工程等专项方案、放射性环境评价、医院污水处理等方面进行可行性研究和专业化的项目策划。尤其对于医疗PPP项目建设完成后，为实现更好的医疗服务功能、质量和效率必须进行深入研究，采取科学的运营方案和高效的实施执行，充分发挥社会资本方的运营能力和经验，提高运营效率和服务水平，从而提高医院的临床医疗服务和非临床服务。从医疗建设项目建设、运营维护复杂与难度可知，其PPP绩效标准的建立和评价，以及与PPP对价的联动，和PPP项目移交的终审都是非常复杂、困难，极具专业和能力挑战性的。

三、中国医疗建设 PPP 模式发展

1. 设立医疗 PPP 政府引导基金，解决医疗 PPP 项目融资难问题

政府通过设立专项引导基金，创新融资方式，积极引导社会资本和金融机构参与医疗PPP项目投资。既可以投入单个医院建设项目也可以投入一个区域整体医疗卫生服务体系建设或提升。建立符合中国医疗PPP特点的项目识别和管理机制。

2. 完善 PPP 相关政策，有效识别和管理医疗 PPP 项目

准确定义医疗PPP项目，除完成包括PPP实施方案、物有所值评价和财政支付能力评价，医疗PPP项目应该符合医疗资源规划要求，政府需要增加或提高医疗服务供给能力与水平，也符合所涉公立医院的发展需求。建立由发改、财政、卫计、所涉公立医院等部门组成的医疗PPP项目联合识别机制，负责医疗PPP项目的指导、规范、协调和监管，共同构建好PPHP生态系统。完全市场化的医疗项目，应由社会资本独立完成，建设营利性医院，不属于医疗PPP范围。严格讲，医疗PPP是基于政府与社会资本合作建设项目层次的，不涉及医疗机构组织级别的股权问题，医疗PPP的交易标的是共同达成的对价，而不是社会资本基于公立医院股权的分红，这是完全不符合有关政策和公立医院公益服务属性的。即使采用BOO、LIFT等形式也不是完全意义上的拥有所有权，这种拥有也是为了PPP项目便于融资和利于降低项目全生命周期成本达成的，其前置条件是必须严格完成PPP协议确定的公共服务内容和标准的，未经政府许可是不能随意处置项目所有权的。

3. 根据项目特点构建科学合理的 PPHP 生态系统，选择合适具体 PPP 应用形式及相应组合

针对当前政策条件和医疗项目特点，比较常用的PPP具体应用形式包括：DBFM、BUT、BOO、BLT、SC、MC、TOT、TOO、LIFT等。PPHP生态系统交易结构中社会资本方完成项目全部或部分融资，主要包括自有资金和金融机构资金；政府为社会资本方支付对价的方式主要包括可行性投资缺口补助、可使用性补贴和关联资源补贴等，公立医院主要是承担服务绩效补贴和购买服务、供应链服务等。目前我国PPP项目交易对价按照项目固定投资内部收益率控制在8%左右。

4. 将医疗 PPP 和医疗体制改革、供给侧改革等政策充分结合，不断创新

如在 PPHP 生态系统中设计营利性医疗服务部分，既符合医疗体制改革政策，又提供了高品质、多层次、多样性的医疗服务供给，非营利性部分完成基本医疗服务，营利性部分提供差异化的高品质服务或者医疗集合养生养老等，实现一个医疗服务园区，两个医疗机构，即"一园两院"，改变了过去营利性医院和非营利性医院水火不相容的状况，形成了优势互补、协同服务。

5. 加强 PPHP 生态系统伙伴关系管理

PPP 项目伙伴关系管理是项目成败的关键。政府强化全过程有效监管，主要包括政策监管、履约监管、服务范围和质量监管，制定监管标准体系，形成一套完备的监督管理机制。在政策监管方面以政府自身为主，履约监管和服务监管可以购买第三方监管服务，委托有实力、有能力的工程咨询、法律、项目管理、审计等专业机构进行监管。强化医疗 PPP 项目全面绩效评估，建立医疗服务公益性评价的详细指标，建立医疗服务标准规范和绩效考核指标，作为 PPP 项目评价依据和标准，与医疗 PPP 对价支付关联。加强国有资产管理，防止在医疗 PPP 项目资产评估失实，造成国有资产流失。同时政府也通过财政管理、人大审议政府预算决议等方式确保政府信用，严格履约、完成 PPP 对价支付责任。

公立医院积极配合 PPP 项目策划、实施，完善医疗服务需求和医院管理模式，建设期支持项目建设，运营期加强管理，不断提高医疗技术和医院管理水平，实现绩效增加，完成相应的对价支付任务，最后与政府接收项目。

社会资本方严格履约、完成项目融资、项目建设与运营、精进临床医疗服务和非临床服务能力、完整移交项目、接受监管、积极沟通、完成社会责任；同时按绩效收取 PPP 对价费用。

PPHP 伙伴关系应该摒弃风险他担、利益独享的耗散思想，积极建立和维护 PPP 项目共生文化，目标统一、互相补台、协同努力，才能顺利推进项目建设，实现项目目标。

6. 强化医疗 PPP 建设项目集成管理

根据医疗 PPP 项目公益性特点，一般规模较大、技术复杂、项目干系人复杂、包括医疗专项工程，所以充分利用现代项目管理技术和方法非常关键，应积极推行 IPD、PMT、PMC、EPCM、PSM、EPC 等模式，确保实现项目目标，实现项目可持续价值提升。大型医疗 PPP 建设项目集成管理主要包括时间轴各阶段的管理、逻辑轴各个职能和目标的管理、知识轴的知识与工具的集成，此外合作伙伴关系管理也是重中之重。

7. 加强医疗 PPP 项目风险管理

达霖·格里塞姆和莫文·K·刘易斯认为"尽管公私合作在项目文件的准备、融资、税务、转包、技术细节等方面是一项复杂的制度安排，但是其基本理论非常简单，都是围绕着"激励"二字。既然所有"不完整"的合同很难预知和考虑到将要发生的事情，那么建立正确的激励机制便显得非常重要[94]。" PPP 建设项目的核心是各方的成本、收益和风险承担与获得，从付出成本、承担风险到获得收益的过程就是围绕着激励机制的。

根据 PPP 项目特点,在收益与风险相对平衡情况下,风险应由更有控制力的一方承担。PPP 具体合作形式由很多因素决定,其中医疗 PPP 项目实际和合作各方价值预期起着关键作用。医疗 PPP 项目应充分结合具体项目实际,包括政府财政支付能力、人口数量及城镇化程度、公立医院发展状况、区域医疗资源配置、社会资本方的实力、融资能力和医疗项目建设专业能力等,一般医疗 PPP 项目投资较高,运行费用也较高,运营风险也较大。此外我国正处于医疗体制改革关键阶段,也有一定的政策风险,所以医疗 PPP 项目应建立系统全面的风险管理体系,进行有效的风险管理。一般政府和医院承担政策、医疗价格、医疗资源规划、医疗服务需求、公众协调等方面的风险;社会资本方承担项目融资、建设管理、规划设计、运行维护等风险;通货膨胀、税收制度变化、有影响的经济事件等风险可作为共同风险。部分风险则分配困难,应根据实际情况来考虑风险分配。

社会资本方应严格履行 PPP 协议,提供所需担保及保证,充分发挥自身技术、管理和医疗项目专业优势,同时积极与政府有关部门和医院沟通,营造和谐的 PPP 项目环境,建立优秀的医疗 PPP 项目文化。通过集成项目管理、精益建造、价值工程、风险管理和现代信息技术手段,完成医疗建设项目任务,实现项目目标,达到医疗服务标准,持续提升项目价值,创造更多的合理回报。

PPP 项目的风险分担与收益共享机制需要政府、社会资本方、公立医院共同构建、管理和维护。

四、中国情景下大型医疗 PPP 建设项目管理生态系统(PPHP)构建

生态管理涵盖了生态学、生物学、经济学、管理学、社会学、环境科学、资源科学和系统论等学科领域,用生态学观点来探讨组织与管理生态环境相互关系,是基于管理活动中作为活动主体组织与人和管理生态环境构成的一个管理生态系统,通过管理生态系统的结构和功能,实现整个管理生态系统的最优化和管理功能的最佳发挥[95]。

生态管理学注重唯物辩证法,主要包括:一是内因和外因相结合,组织内部环境与外部环境、主要环境与次要环境、硬环境与文化等软环境等;二是一般与个别相结合,一般管理理论和具体实践、一般环境和具体环境、直接环境和间接环境;三是普遍联系和发展变化相结合,组织主体与管理环境都是发展变化的。

在国家有关 PPP 法律法规政策指导下,遵循管理生态学原理,结合中国医疗卫生和健康行业发展实际,按照项目管理理论与方法,构建中国大型医疗 PPP 建设项目生态系统。如图 3.3 所示:

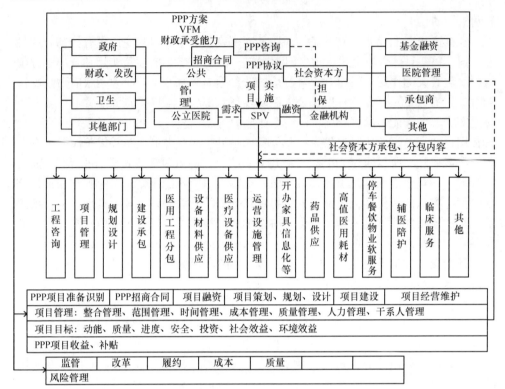

图 3.3   中国大型医疗 PPP 建设项目生态系统

PPHP 生态系统说明：

（一）大型医疗 PPP 建设项目的中国情景——宏观环境 PEST 分析

1. P（Political）政治法律环境

机会：政治稳定、国家 PPP 政策支持（发布几十个文件）、支持社会资本发展、新医改取得一定成效、二孩政策放开、国家鼓励支持中医药和民族医学发展、相关法律体系不断完善（酝酿 PPP 立法）。

威胁：PPP 法律政策尚有缺陷、PPP 落地路径不清晰、医改政策还有制约、政府及部门有关 PPP 知识和能力不足。

2. E（Economic）经济环境

机会：改革开放一直保持经济快速增长、调结构转方式、经济新常态更注重发展质量、居民可支配收入增加、医疗消费需求增加、医院建设投资需求很大、金融行业创新发展、税收优惠政策。

威胁：环境治理、经济下行、投资乏力、财政紧张、融资方式落后渠道不畅、资本市场价格高位。

3. S（Social）社会文化环境

机会：社会和谐、中国传统文化、社会主义核心价值观、医疗保险制度不断完善、城镇化促进医疗资源配置改革优化、健康保健意识增强、人口老龄化。

威胁：社会各方对 PPP 模式认识不充分、PPP 共生文化形成难度大、公众参与 PPP 项目决策和监督系统没有形成、新闻媒体对 PPP 认识不成熟、医患关系紧张、患者对营利性医院不信任转移到 PPP 医院项目、公立医院的自利性和自治性强弱化了公益性和合作性。

4. T（Technological）科学技术环境

机会：PPP 模式理论和方法成熟、国外医疗 PPP 实践经验丰富、国内有足够的 PPP 专家团队知识和能力准备、公立医院临床服务能力强、医院建设项目管理和规划设计专业支撑、医院建设总包和医用专项工程分包技术和管理支撑、医院运营专业支撑、医院非临床服务单位能力储备、医疗设备供应支撑、医药供应支撑、社会资本方具有一定的临床服务储备、社会资本方管理效率导向化。

威胁：PPP 模式在医疗建设项目应用不够完善创新不足、医疗建设项目高复杂度高难度、公立医院管理落后效率较低、医院运营成本控制难度非常大、政府对 PPP 项目绩效评价和监管机制不成熟监管能力不足、构建医疗建设社会资本方难度大专业要求高、医疗 PPP 项目咨询经验不足、社会资本方 PPP 实施能力与经验不足、社会资本方提供优质临床医疗服务能力较弱、社会资本方医院发展战略短视与逐利性导致经营不规范。

大型医疗 PPP 建设项目充分认识环境要素，参与各方应抓住机会、防控威胁，确保项目成功，为公众提供更好的医疗服务供给。

表 3.1　大型医疗 PPP 建设项目 PEST 分析

	P	E	S	T
机会	政治稳定、国家 PPP 政策支持（发布几十个文件）、支持社会资本发展、新医改取得一定成效、二胎政策放开、国家鼓励支持中医药和民族医学发展、相关法律体系不断完善（酝酿 PPP 立法）	改革开放一直保持经济快速增长、调结构转方式、经济新常态更注重发展质量、居民可支配收入增加、医疗消费需求增加、医院建设投资需求很大、金融行业创新发展、税收优惠政策	社会和谐、中国传统文化、社会主义核心价值观、医疗保险制度不断完善、城镇化促进医疗资源配置改革优化、健康保健意识增强、人口老龄化	PPP 模式理论和方法成熟、国外医疗 PPP 实践经验丰富、国内有足够的 PPP 专家团队知识和能力准备、公立医院临床服务能力强、医院建设项目管理和规划设计专业支撑、医院建设总包和医用专项工程分包技术和管理支撑、医院运营专业支撑、医院非临床服务单位能力储备、医疗设备供应支撑、医药供应支撑、社会资本方具有一定的临床服务储备、社会资本方管理效率导向化

续表

	P	E	S	T
威胁	PPP 法律政策尚有缺陷、PPP 落地路径不清晰、医改政策还有制约、政府及部门有关 PPP 知识和能力不足	威胁：环境治理、经济下行、投资乏力、财政紧张、融资方式落后、渠道不畅、资本市场价格高位	社会各方对 PPP 模式认识不充分、PPP 共生文化形成难度大、公众参与 PPP 项目决策和监督系统没有形成、新闻媒体对 PPP 认识不足、医患关系紧张、患者对营利性医院不信任转移到 PPP 医院项目、公立医院的自利性和自治性强弱化了公益性和合作性	PPP 模式在医疗建设项目应用不够完善创新不足、医疗建设项目高复杂度高难度、公立医院管理落后效率较低、医院运营成本控制难度非常大、政府对 PPP 项目绩效评价和监管机制不成熟监管能力不足、构建医疗建设社会资本方难度大专业要求高、医疗 PPP 项目咨询经验不足、社会资本方 PPP 实施能力与经验不足、社会资本方提供优质临床医疗服务能力一般不如大型公立医院、社会资本方医院发展战略短视与逐利性导致经营不规范

（二）大型医疗 PPP 建设项目三元合作本体与项目伙伴关系管理和项目共生文化

中国大型医疗 PPP 建设项目和一般 PPP 不同的是项目合作伙伴主体为三个，分别是公共部门、社会资本、公立医院。

1. 政府

政府作为 PPP 项目的合作一方，应处于主导地位，这才符合医疗 PPP 项目的公益服务根本目标。政府主要任务包括发起 PPP 项目、准备与识别项目、招商和谈判、签订 PPP 协议、履约、监管、绩效评价、支付对价、风险管理、接收项目等。政府所属各个部门应各司其职、通力合作、综合协调，尤其财政、发改、卫生、建设、环保等主要部门。政府及其部门前期委托 PPP 咨询单位做好 PPP 实施方案、物有所值评价、财政支付能力评价、招商与合同基础，其中大型医疗 PPP 建设项目的总体架构和交易关系及结构是关键，这些基本决定了 PPP 项目的成本、收益、风险三大核心。加强过程监管和绩效评价，主要包括政策监管、履约监管、服务质量监管和过程绩效评价。按 PPP 合同约定根据绩效评价结果支付相应对价款项并在协议期满接收项目，主要包括可行性缺口补助、可用性补贴、代偿资源、绩效补贴、购买服务等方式，前三项由政府直接付费，后两项可由公立医院通过使用者付费代为付费，也可有部分项目由社会资本方直接收费。

政府及所属部门充分尊重公立医院的意见，吸收公立医院参与到大型医疗 PPP 建设项目相关工作中来，充分发挥医院在医疗服务上的专业能力和优势，确保监管和绩效评价的有效性，最后顺利接收项目。同时转变传统供给模式中的运动员和裁判员身份，转变为与社会资本方和医院的合作伙伴，做到收益共享、风险分担，共同的目标是完成 PPP 项目，实现优质医疗服务的供给。

2. 公立医院

公立医院作为医疗服务的载体，与 PPP 项目从识别到规划设计、项目融资、规划设计、项目建设、运营、移交都有着极为紧密的联系，是政府监管、绩效评价的重要参与者，项目完成后直接与社会资本方合作为患者提供临床与非临床服务者，如果采用使用者付费方式，公立医院还是中间收费者，也是公众、新闻媒体等外部干系人沟通交流者，可以看出公立医院在 PPP 项目中的重要性，所以公立医院和公共部门、社会资本方一起构成医疗 PPP 三元合作本体。公立医院应该积极参与 PPP 项目整体合作模式设计、交易关系和结构确定、项目的医疗服务需求和功能确定、医院工艺设计、医院规划和设计、医疗专项工程的方案、医疗设备和高值医用耗材的方案、医院开办方案、医院运营方案、医院非临床服务方案等，如果合作包括全部或部分临床服务托管，要认真研究合作方案，还要参与到政府监管、绩效评价和项目移交工作中，防范医疗服务不能满足需求的风险。同时，要与社会资本方建立合作伙伴关系，积极配合、交流沟通，对社会资本方合作角色和承担的工作有正确的认识，充分理解社会资本方及项目公司承担项目建设和运营的风险，通过绩效评价，获得合理的收益。

3. 社会资本方

社会资本方的实力与能力是 PPP 项目成功的前提，为此社会资本方经常是一家或几家单位的联合体，一般包括自有资金投资方（基金）、工程承包和项目管理单位、医院产业链关联单位、非临床服务提供单位、设施物业管理公司等。社会资本方的主要任务是根据自身技术和管理能力和特点优化 PPP 实施方案、投标并谈判、签订 PPP 协议、设立项目公司（SPV）、项目融资、项目建设、项目运营、有关服务提供、移交等。原则上，社会资本方也可以发起认为可行的 PPP 项目，提交项目建议书以及 PPP 实施建议方案，经过和政府磋商，按照招标程序也可以形成 PPP 项目。项目公司的设立可以分为契约式合营和股权式合资经营，政府实施机构可以参股项目公司，一般不控股。根据现行政策，社会资本方中如具有相应资质和能力，工程建设阶段可不再进行公开招标。但是包括工程建设基本程序、招标等方面政策尚不完善、配套，在具体项目中，需要做大量协调工作。

社会资本方通过项目公司完成 PPP 项目建设、运营以及相应服务，在政府和医院进行监管和绩效评价基础上，收取 PPP 对价费用，获得项目收益。

PPHP 伙伴关系努力形成"一切为了项目"[96]的 PPP 项目共生文化，也就是说对于 PPP 项目来讲政府及所属部门、公立医院、社会资本方及其他项目干系人形成了一个大的广义的合作伙伴系统。政府应该主导这一 PPP 项目共生文化，防止形成耗散结构和关系，努力建设和维护 PPP 项目协同工作体系，只有这样才能实现长时间维度的、多干系人的、困难复杂的大型医疗 PPP 建设项目的成功。

（三）PPP 项目流程及咨询

根据国家有关 PPP 政策规定，PPP 项目需要进行前期项目识别与准备，政府与社会资本方均可作为项目发起人。PPP 项目咨询论证通过后才能进入项目信息库以及进行 PPP 项目实施具体工作，主要包括：PPP 项目实施方案、物有所值（VFM）评价、政府财政支付能力评价，此外还有招标或招商、合同谈判与签订等采购工作。

1. 物有所值评价

物有所值（VFM）是指在满足 PPP 项目公共产品或服务需求，基于项目全生命周期的，质量、成本、进度的最优集成，包括定性和定量评价。定性评价重点关注项目采用政府和社会资本合作模式与采用政府传统采购模式相比能否增加供给、优化风险分配、提高运营效率、促进创新和公平竞争等。定量评价主要通过对政府和社会资本合作项目全生命周期内政府支出成本现值与公共部门比较值（PSC）进行比较，计算项目的物有所值量值，判断政府和社会资本合作模式是否降低项目全生命周期成本。物有所值是采购项目是否采用 PPP 模式的决定性因素。

公共部门比较值（PSC）是公共部门根据以往项目的成本数据通过一套完整的计算方法和评估体系获取的数据[97]，PSC 是根据历史数据，在假设本项目按照全生命周期由政府自行完成各种条件下，模拟出项目产生的现金流入、流出，采用适当时效的折现率计算的净现值（NPV）。

PSC=初始 PSC+竞争中立调整+转移风险+自留风险，初始 PSC 值包括直接成本、间接成本和第三方收入。竞争性中立调整（CAN，Competitive neutrality adjustment）是单纯由于政府运营服务而产生的利或弊，针对这些利弊对成本进行的调整。转移风险是在 PPP 模式下向社会资本方转移的风险。自留风险是政府不宜转移的风险，自留承担。

PPP 投标值是指社会资本方的 PPP 项目投标值；

$$VFM = PSC - PPP 投标值。$$

当 VFM>0，表示项目采用 PPP 模式比传统模式更有效率；当 VFM<0，表示项目采用 PPP 模式不能提高效率，可以不采用 PPP 模式。

2. 财政承受能力评价

政府财政承受能力评价是指为确保财政中长期可持续性，财政部门应根据项目全生命周期内的财政支出、政府债务等因素，对部分政府付费或政府补贴的项目，开展财政承受能力论证。每年政府付费或政府补贴等财政支出不得超出当年财政收入的一定比例，目前政策规定一般不超过 10%。通过物有所值评价和财政承受能力论证的项目，可进行项目准备。此外，新建、改建项目应提交可行性研究报告、项目产出说明和初步实施方案；存量项目应提交存量公共资产的历史资料、项目产出说明和初步实施方案。

3. PPP 项目实施方案

PPP 项目实施方案主要包括：项目概况，包括基本情况、经济技术指标和项目公司股权情况等；风险分配基本框架，原则上项目设计、建造、财务和运营维护等商业风险由社会资本承担，法律、政策和最低需求等风险由政府承担，不可抗力等风险由政府和社会资本合理共担；项目运作方式，运作方式的选择主要由收费定价机制、项目投资收益水平、风险分配基本框架、融资需求、改扩建需求和期满处置等因素决定；交易结构，包括项目投融资结构、回报机制和相关配套安排，其中回报机制主要包括使用者付费、可行性缺口补助和政府付费等支付方式；合同体系，包括项目合同、股东合同、融资合同、工程承包合同、运营服务合同、原料供应合同、产品采购合同和保险合同等；监管架构，主要包括授权关系和监管方式，监管方式主要包括履约管理、行政监管和公众监督；采购方式，包括公开招标、竞争性谈判、邀请招标、竞争性磋商和单一来源采购。项目实施机构应根据项目采购需求特点，依法选择适当采购方式。项目实施方案通过物有所值和财政承受能力验证的进入 PPP 项目实施阶段，否则不适合采用 PPP 模式。

4. PPP 项目采购、执行与监管

PPP 项目采购主要包括资格预审、项目采购与合同签订、项目执行与中期评估、项目移交等。

资格预审通过邀请社会资本和与其合作的金融机构参与资格预审，目的是验证项目能否获得社会资本响应和实现充分竞争。资格预审公告包括项目授权主体、项目实施机构和项目名称、采购需求、对社会资本的资格要求、是否允许联合体参与采购活动、拟确定参与竞争的合格社会资本的家数和确定方法，以及社会资本提交资格预审申请文件的时间和地点。提交资格预审申请文件的时间自公告发布之日起不得少于 15 个工作日。

项目采购文件应包括采购邀请、竞争者须知、竞争者应提供的资格、资信及业绩证明文件、采购方式、政府对项目实施机构的授权、实施方案的批复和项目相关审批文件、采购程序、响应文件编制要求、提交响应文件截止时间、开启时间及地点、强制担保的保证金交纳数额和形式、评审方法、评审标准、政府采购政策要求、项目合同草案及其他法律文本等。项目采用公开招标、邀请招标、竞争性谈判、单一来源采购方式开展采购的，按照政府采购法律法规及有关规定执行。采用竞争性磋商采购程序如下：发布竞争性磋商公告（提交响应文件的时间自公告发布之日起不得少于 10 日）、发售文件与澄清、响应文件评审（谈判采购需求和综合评分）、确认谈判（不得二次谈判）、公示、合同签订。

项目执行和过程监管。社会资本或项目公司负责项目融资，社会资本或项目公司未按照项目合同约定完成融资的，政府可提取履约保函直至终止项目合同。政府付费的项目，财政部门应纳入同级政府预算。政府的项目实施机构进行合同履约监管，全过程定期监测项目产出绩效指标，按照实际绩效及时足额支付政府付费。如有重大违约，政府有权临时接管直至终止合同。项目实施机构应每 3～5 年对项目进行中期评估，重点分析项目运行状况和项目合同的合规性、适应性和合理性，及时评估已发现问题的风险。

政府其他相关职能部门应根据国家相关法律法规对项目履行行政监管职责，重点关注公共产品和服务质量、价格和收费机制、安全生产、环境保护和劳动者权益等。政府、社会资本方应依法公开披露项目相关信息，保障公众知情权，接受社会监督。

5. 项目移交

项目合同中应明确约定移交形式、补偿方式、移交内容和移交标准。项目移交应确保符合性能测试和移交标准。项目移交后，应进行 PPP 项目后评价，包括项目产出、成本效益、监管成效、可持续性、政府和社会资本合作模式等，并进行知识管理。

（四）大型医疗 PPP 建设项目合作方式、交易结构与合同体系

1. PPP 项目运作方式

PPP 项目运作需要进行整体系统设计与构建，是一个复杂、关联、多层次的系统过程，具体方式选择主要由合作伙伴能力、风险收益分配机制、项目投资收益水平与价格机制、融资需求、改扩建需求和期满处置等因素决定。具体方式主要包括委托运营、管理合同、建设–运营–移交、建设-拥有-运营、转让-运营-移交和改建-运营-移交等，对大型医疗 PPP 建设项目通常是多种方式的组合与融合。

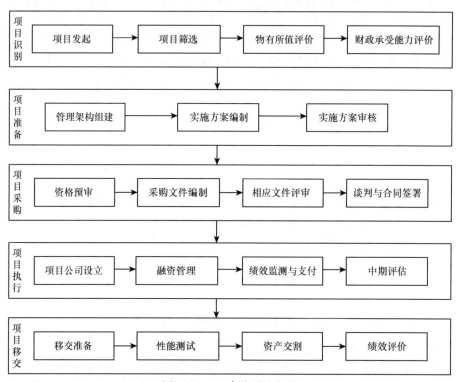

图 3.4   PPP 建设项目流程

2. PPP 项目交易结构

项目交易结构是指 PPP 项目的总体交易框架，主要包括项目投融资结构、回报机制和相关配套安排。项目投融资结构包括项目资本性支出的资金来源、性质和用途，项目资产的形成和转移等。项目回报机制包括投资回报的资金来源，包括使用者付费、可行性缺口补助和政府付费等支付方式，大型医疗 PPP 建设项目回报机制通常是集中方式的组成与补充，有的与产业链或供应链结合，如捆绑医养结合、养生享老、康复关怀、医管集团等；药品供应链管理、大型医疗设备和高值医用耗材融资租赁等；非临床医院软服务购买、院区商业配套服务等。相关配套安排主要包括由项目以外相关机构提供的土地、水、电、气和道路等配套设施和项目所需的上下游服务的支持条件，

这些条件对项目的成败和成本都有很大的影响。

3. PPP 项目合同体系

PPP 项目通常由一系列的合同组成合同体系,其中 PPP 合同是最核心的法律文件。合同体系主要包括项目合同、股东合同、融资合同、工程承包合同、运营服务合同、原料供应合同、产品采购合同和保险合同等。项目边界、权利义务边界、交易边界、履约保障边界、调整边界等五个边界的管理和合同管理的重要内容。

医疗 PPP 项目模式如图 3.5、图 3.6 所示。

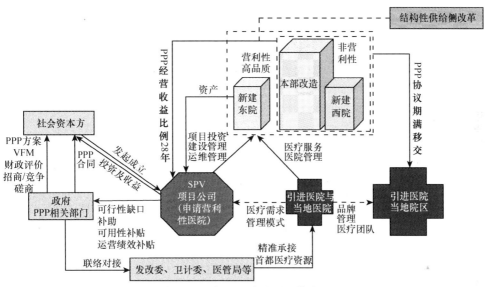

图 3.5 医疗 PPP 建设项目模式图

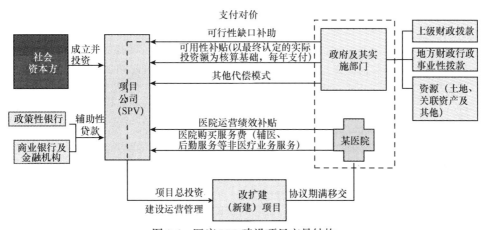

图 3.6 医疗 PPP 建设项目交易结构

（五）PPP 项目融资

PPP 合同签订后，社会资本方或项目公司进行项目融资，完成融资方案设计、机构接洽、合同签订和融资交割等。大型医疗 PPP 建设项目一般投资较大，融资方案的制定和执行决定着项目的成败和收益，一般遵循成本效益原则、风险收益对等原则、时间有效性原则。根据 PPP 项目特点，为实现收益控制风险，一般选用长期贷款、固定利率贷款和额外承贷等。融资渠道和方式主要包括：内部融资，资本公积、折旧费、摊销费等；外部融资，发行股票、发行债券、贷款、出口信贷、融资租赁等。

融资人员应在财务分析基础上，熟悉融资来源、融资产品、融资市场，通过研究分析和组合，拓宽融资渠道、降低融资成本[43]。融资工作具体包括资料收集与经济财务分析、备选方案分析、选定方案、行销和管理。通常，社会资本方资本性资金为项目总投资的 10%～30%，其余借贷，经常采用由多家银行组成一个银团的辛迪加（Syndicate）贷款，PPP 项目公司作为债务人。国际上 PPP 项目贷款已实现有限追索。

当项目出现重大经营或财务风险，债权人介入协议要求社会资本改善管理，以防止利益受侵。政府项目**实施**机构监督管理并防止企业债务向政府转移。

（六）大型医疗 PPP 建设项目集成管理

1. PPP 项目全生命周期过程集成管理

包括 PPP 项目识别与准备、PPP 项目采购与合同签订、项目融资、项目策划与规划设计、项目建设、项目医疗服务、项目非临床软服务、项目移交。

2. PPP 全参与项目团队集成管理

包括：专业项目管理公司、工程咨询公司、规划设计院、工程承包商和分包商、设备材料供应商、医用专项工程承包商、视觉识别和标示导向系统供应商、医用和办公家具和软装供应商、停车物业保安等医院软服务公司、医院营养餐供应商、医院管理信息化供应商、医疗设备供应商、高值医用耗材供应商、药品供应商、辅医服务供应商、临床医疗服务托管单位以及其他。这些单位从前到后，前边与工程建设有关，后边越来越与医疗服务关联度大，这些服务能否成为 PPP 项目合作内容与当地政府管理、公立医院发展、社会资本方的功能和医疗服务能力有关，具体项目具体分析。如表 3.2 所示。

3. PPP 项目目标的集成管理

包括：项目服务功能、质量、进度、投资、安全、伙伴关系和谐、社会效益、环境效益等。

4. PPP 项目管理全要素的集成管理

包括：项目整合管理、功能管理、范围管理、时间管理、成本管理、质量管理、人力资源管理、沟通管理、风险管理、采购管理、干系人管理、信息管理等，此外还包括项目监管（履约管理、行政监管、服务监管）。

表3.2　工程建设医疗服务

工程服务														医疗服务
专业项目管理公司	工程咨询公司	规划设计院	工程承包商和分包商	设备材料供应商承包商	医用专项工程	视觉识别和标识导向系统供应商	医用和办公家具和软装供应商	停车物业保安等医院软服务公司	医院营养餐供应商	医院管理信息化供应商	医疗设备供应商	高值医用耗材供应商	药品供应商	辅医服务供应商	临床医疗服务托管单位

5. PPP项目知识与方法集成管理

包括医疗卫生领域相关知识、项目管理、技术经济、建筑工程、工程哲学、人文社科等的各种知识、方法与经验的应用、总结、扩展、创造，为后续项目建立最佳实践经验和失败项目教训，实现项目智慧管理。

（七）PPP风险管理

大型医疗PPP建设项目一般包括系统风险和非系统风险。系统风险：政治风险、经济风险、社会风险、自然风险；非系统风险：项目准备与识别风险、融资风险、项目建设风险、运营风险、移交风险。按照风险分配优化、风险收益对等和风险可控等原则，综合考虑政府风险管理能力、项目回报机制和市场风险管理能力等要素，在政府和社会资本间合理分配项目风险。风险分担原则是相对有控制力一方承担相应风险，一般项目设计、建造、财务和运营维护等商业风险由社会资本承担，法律、政策和最低需求等风险由政府承担，不可抗力等风险由政府和社会资本合理共担。同时还应该考虑风险收益对等原则、风险上限原则、惩戒原则、动态分担原则。

大型医疗PPP建设项目除一般PPP项目风险外，需要重视以下风险：一是政府、公立医院、社会资本方的三元合作本体特点增加了伙伴关系管理和界面管理的风险；二是大型医疗建设项目的高复杂性，大大增加了项目医疗服务功能的实现和全生命周期成本的控制风险；三是医疗服务的公众高度关注特点，加大了项目实现优质公共服务供给获得公众满意的风险；四是我国新医改正逐渐走向深水区，一些顽疾的治理迫在眉睫，具有一定的改革政策风险；五是我国尚没有实力和专业能力较强的医疗PPP项目企业及足够的项目经验的风险。

（八）PPP项目监管

PPP项目监管机制、协调机制和绩效评估机制是项目成功的保障。监管架构主要包括授权关系和监管方式。授权关系主要是政府对项目实施机构的授权，以及政府直接或通过项目实施机构对社会资本的授权；监管方式主要包括行政监管、履约管理、产品与服务监管和公众监督等。PPP 项目协调机制主要包括管理职能与项目目标协调、沟通管理、合作伙伴关系管理等。大型医疗 PPP 建设项目合作单位多、项目复杂、多目标系统、长时间维度，建立良好的协调机制至关重要，其中和谐的伙伴关系是 PPP 项目成功的基础。

大型医疗 PPP 建设项目监管主要包括：准入监管、合同履约、医疗服务范围功能和质量监管、医疗安全监管、医疗服务价格监管、基本建设相关行政监管、患者满意度监测、公众监督、媒体监督等。PPP 项目绩效评估是政府向社会资本支付对价的重要依据，包括财务经济评价、社会效益评价、环境效益评价，具体包括项目结构和融资、项目建造、项目运营、提供服务范围功能质量等方面，主要方法包括持续物有所值评价、成本效益分析法等，根据绩效评价结果进行有效的纠偏与控制，并总结经验和教训。项目监管应该实时监控与阶段性监管相结合、一般监管与重点事项监管相结合，工作监管与风险控制相结合，所以监管责任部分应根据合同约定、行政职能做出详细的监管方案并严格执行。

PPP 项目结束后，进行项目后评价，包括项目识别与准备、采购过程、PPP 咨询、项目集成管理、项目实施、项目运营、项目产出、成本效益、监管成效、项目移交、项目适用性、项目可持续性、PPP 模式、合作伙伴关系等进行综合评价。项目评价主要目的是通过客观的评价，为以后同类项目提供借鉴和教训，进行有效的管理。

第四章 集成管理理论基础

第一节 集成管理基本理论

一、集成的内涵

集成—Integration 源自 Integer，表示一个整数是一个完整的数，而不是一个分数，在英语中解释为融合、综合，称为整体、一体化等。集成又被认为是一个过程或是一种活动的结果。集成一般表示聚集、集合、综合[98]。《辞源》对"集大成"的释义："集大成:《孟子·万章下》，孔子之谓集大成。集大成者，金声而玉振之也。按古代奏乐一篇为一终，亦称一成。此以乐为喻，言孔子能集纳光圣之道，以成己之圣德。后谓总结前人或各家成果而系统化为集大成。"《现代汉语词典》[99]解释集成为同类事件的汇集。

集成就是将两个或两个以上的管理单元集合成为一个有机整体的行为和过程，所形成的有机整体不是管理集成单元之间的简单叠加，而是按照一定的集成方式和模式进行的再构造和再组合，其目的在于更大程度地提高管理系统的整体功能，适应环境，更有效地实现集成系统的目标。从本质上讲，管理集成强调人的主体行为和集成体形成后的功能倍增性及管理集成单元的共同进化性，这无疑是构造管理系统的一种理念，同时也是解决复杂系统问题和提高系统功能的方法[100]。

二、集成管理的特征

1. 主体行为性[101~103]

集成管理是人有意识的、有选择的行为过程，强调人的主体行为，这一主体行为性是管理集成的突出特征。集成管理有明确目的性，主动适应环境，集成主体对可集成单元进行比较选择，进行有机集成，使集成体达到要实现的整体功能目标，而不是被动地受环境影响和无系统性的简单组合。

2. 功能倍增与系统优化

集成管理是以系统功能倍增为表现形式，以系统整体为对象，系统优化为集成目标，不是对两个或多个要素进行简单组合，是将系统全要素进行有机集合，是综合解决系统问题的方式和理念，是主动寻优、择优的过程，属于系统优化范畴。

3. 互补相容性

集成管理的各个集成要素，自身具有一定缺陷和局限性，需要其他内在相关要素进行补充和扩展，这样就能实现各个要素间进行短板补充和优势增强。优势互补既是集成的特征，又是集成要素间关联相容的条件，它们的内在关联性及与集成目标的一致性是系统集成的必要条件。

三、集成度及其度量指标

集成度是指系统要素相互作用、相互结合的程度，是反映集成体特征与性质的综合指标，是综合的集成效果，主要用集成关联度、融合度、维度和密度来描述，海峰教授等对集成度进行了详细分析[104]。集成关联度、融合度主要反映集成单元之间的联系，集成维度与密度则是表示集成单元的类别和总量。

一般情况，集成体的集成度越高，其集成效能也越高。从集成组织的发展看，从集成单元到工作团队、跨部门的项目团队、并行工程、集成制造系统、动态联盟等表明，高集成度的集成体是集成管理的发展方向。

（1）集成关联度，是集成单元间联系程度的总称，是对它们之间静态关系的描述。根据集成单元质参量性质不同，集成单元之间的联系又可分为同类（质）集成关系和异类（质）集成关系。同质度即集成单元所有质参量相同的比率，反映同类（质）集成单元之间的关系。

（2）集成融合度，用来描述各集成单元之间的动态关系，即各集成单元质参量变化的相互影响（联系）程度。

（3）集成维度，是指在一种集成关系中，异类集成单元的多少。可定义集成维度 η_s，$\eta_s = \dfrac{W}{V}$，W 表示异类集成单元的数量，V 表示集成空间。在任何一种集成关系均衡条件下，所对应的时空结构往往存在唯一的集成维度，称为均衡集成维度 η_s^e，均衡集成维度 η_s^e 也是集成关系的一个特征量，它反映集成系统的性质。

（4）集成密度，是集成关系的特征量，是指集成关系中集成单元的种类和数量的多少，同时也是集成关系形成的基本条件。在一种集成关系中，同类集成单元多少反映集成单元的密度 $\rho_s = \dfrac{N}{V}$，N 表示同类集成单元的数量，V 表示集成空间。在特定的时空条件下确定的集成关系，其 ρ_s 往往是唯一确定的。

集成维度与密度作为描述集成参量，一方面反映了集成体内在的性质特征；另一方面也为集成体的形成提供选择与评价标准。

四、国内外集成管理思想形成

英国人亚当·斯密作为古典经济学首创者提出分工理论，管理科学在以分工为核心的哲学基础上构建并不断发展，强调分工成为传统管理的基本特征。但是，由于管理对象和管理过程越来越复杂，管理思想逐步从强调分工向强调集成发展。

国外，以切斯特·巴纳德（Chester Barnard）为代表的系统管理学派最早也最明显地进行集成思想研究，提出把企业当作一个多要素组成的"协作系统"，主要包括物理的、生物的、个人的和社会的几个方面。随着计算机技术飞速发展，美国的哈灵顿博士在 1973 年首次提出了计算机集成制造系统（Computer Integrated Manufacture Systems，CIMS）。它实质上就是一种以计算机技术为基础的综合系统，以提高企业生产制造系统的柔性和反应灵敏度为目标，实现了功能、信息、过程、物流、组织、决策和资源的集成。这一课题促进了社会各界对集成化管理大规模研究。20 世纪 80 年代，麦肯锡公司提出了具有系统思想的 7S 管理法，包括策略（Strategy）、结构（Structure）、制度（Systems）、作风（Style）、人员（Staff）、共有价值观（Shared-values）和技巧（Skills），在组织要素集成管理方面做出了积极的研究和探索。

钱学森先生是中国集成思想的倡导者和奠基人，他指出："现在能用的、唯一有效处理开放的复杂巨系统（包括社会系统）的方法，就是定性与定量相结合的综合集成方法。""定性与定量相结合的综合集成方法，就其实质而言就是将专家群体（各种有关专家）、数据和各种信息与计算机技术有机结合起来，把各种学科的科学理论和人的经验知识结合起来，这三者本身也构成了一个系统。这个方法的成功应用，就在于发挥这个系统的整体优势和综合优势。"1992 年 3 月，他又进一步提出"从定性到定量综合集成研讨体系"以及总体设计部方法，研究了集成思想的方法应用问题。钱学森提出的集成思想属于具有普适性的管理哲学。

1995 年，戴汝为教授结合人工智能与系统科学，建设项目集成化管理理论与方法研究提出了"智能系统的综合集成"方法体系。他认为面对复杂系统、巨型系统及智能系统，应该充分发挥人类和计算机各自的能力和优势，把人的心智（Human Mind）与机器的智能两者结合起来，发展人机结合或人机一体化的系统。1998 年，李宝山教授等认为"要素只是一般性的结合在一起并不能称之为集成，只有当要素经过主动的优化和选择组合，以最合理的结构形式相互结合在一起，形成一个由适宜要素组成的、相互优势互补、匹配的有机体，这样的过程才称之为集成"[5]。成思危教授从复杂科学原理的角度提出了集成技术问题。王浣尘教授提出了螺旋式前进的方法论、难度自增值系统等一系列新概念，深入探讨了系统集成的内在机理，为集成管理提供了初步的运作方法指导。2001 年，海峰教授等认为："集成从一般意义上可以理解为两个或两个以上的要素（单元、子系统）集合成为一个有机整体，这种集成不是要素之间简单的叠加，而是要素之间的有机组合，即按照一定的集成规则进行的组合和构建，其目的在于提高有机体（系统）的整体功能"[105]。

综上可以看出，专家学者们虽然对集成管理的条件、内涵、外延及结果的认识不同，但都认为集成是要素的有机结合。

五、集成管理思想

集成思想来源于经典的三大理论：系统论、控制论和信息论，由多个管理要素创造性融合组成的有机整体，其本身就是对一个系统进行信息处理与控制的过程[106]。

1. 集成管理系统论思想

系统论给人们提供了科学的系统思维方法，从而思维方式发生了根本性的改变，也为解决复杂的集成管理问题提供了有效的工具。

系统一词出现很早，源自古希腊语，但直到 1937 年美国科学家贝塔朗菲在研究中定义了系统这一科学概念。系统是相互作用的诸要素的综合体。首先，系统通过整体作用支配和控制要素的；第二，要素通过相互作用决定系统的特征和功能；第三，系统和要素的概念是相对的。系统思维，就是把事物作为一个系统，整体进行思考和研究，从时空分离走向统一、从局部走向整体、从分散方法走向系统方法，是一种整体的、多维的思维方式。系统思维表现出多维性、目的性、相关性和优化性的特征。

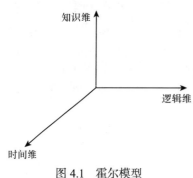

图 4.1　霍尔模型

20 世纪 60 年代至今，专家学者对系统工程方法进行了大量研究，虽然很难找到一种标准方法解决所有问题，但还是可以找到一种比较能适应各种不同问题的思想方法。1969 年，美国的霍尔（A.D.Hall）教授提出了一种处理系统工程问题的一般方法，称为霍尔模型。它用时间维、逻辑维、知识维这三维空间描述复杂系统分析与设计中，在不同阶段时所采用的步骤和所涉及的知识，是系统工程分析的方法，也是管理集成化系统的主要方法。如图 4.1 所示。

（1）时间维，表示系统工程活动从规划阶段到更新阶段按时间排列的顺序，一般分为七个阶段：

1）战略规划阶段，提出战略与规划；

2）拟定方案阶段，提出具体计划；

3）系统研制阶段，做出系统研制方案，并制订生产计划；

4）生产阶段，生产出系统的构件及整个系统，并制订装配计划；

5）装配阶段，进行系统装配，并制订运行计划；

6）运行阶段，按预期功能进行服务；

7）更新阶段，改进原系统或启用新系统，使之更有效。

（2）逻辑维　是每个阶段用系统工程方法进行思考和解决问题的思维过程，分为七个步骤：

1）发现和认识问题，通过调研全面收集和整理，提供正确认识问题的数据和信息；

2）系统评价设计，在正确认识问题基础上，设计评价系统功能的具体指标，便于选择系统方案；

3）系统方案集合，根据问题性质和总体目标要求，形成结构和参数明确备选的系统方案；

4）系统分析，分析和精简全部备选方案，并进一步说明性能和特点，以及与整个系统的相互关系；

5）方案优选，在一定条件下，选出最优方案；

6）方案决策，按照整体要求，选择确定一个或几个试行方案；

7）实施计划，根据终选方案，进行实施。

（3）知识维　为完成各阶段、各步骤所需专业技术与知识。

在项目管理中，系统方法是最基本的、也最重要的管理思想和工作方法。第一，环境性。集成管理主动适应环境，系统运行中具有很强的智能性、自组织性，也就是各个集成要素为实现整体系统最优化，进行重新组合，以适应内外环境变化。第二，整体性。就是从全局出发、系统地看问题、做出整体部署。建设工程项目管理的整体性指的是项目全生命周期、全部项目干系人、全部管理职能和目标，也可以说是项目全尺度。第三，均衡优化性。充分考虑各方面的相互联系和作用，要将优化贯彻到项目管理的始终和各个管理职能与目标，确保系统目标一致与均衡，谋求项目整体最优化。

2. 集成管理的控制论思想

20 世纪 40 年代，美国数学家维纳提出了控制论。控制论基本思想是"关于在动物和机器中控制和通信的科学。"是研究系统调节与控制的一般规律的科学，它是自动控制、无线电通信、生物学、电子学、数学、医学和数理逻辑等多种学科渗透的产物。控制论发展迅速，几乎与所有的学科都发生直接或间接的联系，不断渗透到人类活动的各个领域。基本原理有：控制反馈原理与反馈方法；输入输出原理与黑箱方法；可能性空间与可控原理；目的行为相似原理与功能模拟。集成管理控制模型，如图 4.2 所示。

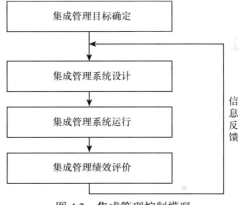

图 4.2　集成管理控制模型

包括三个步骤：第一确定控制标准，在实际管理工作中，很难掌握每一个细节，需要在详实计划基础上，建立一套科学控制标准。这些标准是衡量工作成果的规范[107]。第二绩效测量，按照标准衡量实际执行情况并进行比较，作出客观评价。实践中，仅凭管理经验和责任心是不足的，只有建立切实可行的控制标准和测量工具及方法，才能客观评价执行情况。最理想的是事前充分预见并采取措施避免潜在问题出现。第三纠偏，根据绩效测量结果，针对偏离程度及时采取纠偏措施，恢复到计划要求，确保目标实现。

3. 集成管理的信息论思想

美国的申农与维纳于 20 世纪 40 年代提出了信息论。信息论的基本思想和方法是把所有通信和控制系统作为一个信息传输和加工处理过程，把系统的有目的的运动抽象为一个信息转换过程，并不关注物质与能量的具体运动形态。各种实践活动可简化为多股流：即人流、物流、资金流和信息流等，其中信息流起着支配作用，所以通过系统内部的信息交流使得系统进行正常的有目的性的运动。信息论方法是对系统运行借助于信息的获取、传递、加工、处理而实现其有目的性的一种研究方法。如图 4.3 所示。

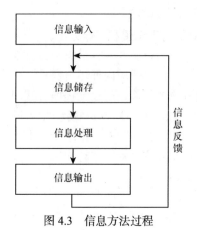

图 4.3　信息方法过程

信息方法有三个特点：第一是以信息为基础，把系统有目的运动抽象为一个信息转换过程；第二是用联系、转化的观点，从整体出发研究系统的信息过程；第三是对信息过程进行定性和定量的分析。信息论与互联网及计算机技术共同为一个系统的有效集成控制搭建了重要的桥梁。

信息论方法是进行集成管理重要理论基础和方法。决策过程实际上是一个信息的收集、传输、加工和变换的过程，它贯穿于决策过程的始终。决策是集成管理的关键，准确及时地获取充足的信息是正确决策的基础。

项目信息把各个项目阶段、项目管理职能及项目管理技术和方法由物理关系转换为有机的生态系统。在集成管理中，项目信息在各个管理过程汇集、传递、转换，项目信息集成贯穿项目全生命周期，覆盖项目全尺度，涉及项目所有干系人。确保项目信息的准确、完整、及时，进行有效的项目信息管理是实现项目目标的基础。实践中，项目信息集成管理不仅针对工程技术和项目管理方法，对于高级项目管理者更需要关注项目干系人心理、项目文化管理以及项目环境管理。

第二节　集成管理的涵义与要素

一、集成管理的涵义及特点

1. 集成管理的涵义[108]

集成管理的核心就是运用集成的思想，进一步加强管理对象和管理系统完整的内部联系，提高系统的整体协调程度，优势互补，以形成一个更大范围、运行高效、功能倍增、健康的有机整体。集成管理就是对生产要素、生产过程及信息、生产环境的集成活动，对生产进行主动性的计划、组织、协调、控制、领导，通过集成整合、优势互补，达到功效倍增、整体优化、价值提升的目的。

（1）集成管理对象不仅包括对具有公共属性要素的集合过程的管理，还包括对集成体或系统的维护，以及对集成体或系统在内外环境作用下，发展变化规律的探索、研究、演变跟踪，包括参与者、生产内容及过程、生产工具及技术、生产信息、生产环境等，是对生产全方面、全过程的集成。集成对象之间既相对独立又紧密联系，呈无限集合分布状态，即呈泛边界性。

（2）集成管理是管理者的主动行为。现代管理集成不仅是解决分工带来的价值损失，而是进一步主动整合各类资源和要素，实现 1+1＞2 效果或效益倍增、价值提升的目的，这是集成管理的动因和目的。

集成效应是集成管理所带来的实际效果，是导致集成管理产生的根本动因。集成的目的是优势互补、聚变放大。下面从数学角度，以二级层次的要素集成为例，分析这种聚变放大集成效应的形成原因。

假设有 n 个集成要素，按照一定的关系进行综合集成，要求每单个集成要素趋于最优素质状态。根据集成体总效果的最大化的目标，用如下数学模型表示：

$$\max F(x(\delta),\delta)$$

$$\text{st}\cdot\begin{cases}\sum\delta_i\leqslant c\\ G(\delta)\geqslant 0\end{cases}\qquad（4\text{-}1）$$

$$\max f_i(x_i)\ i=1,2,\cdots,n$$

$$\text{st}\cdot\begin{cases}g_i(x_i)\leqslant\delta_i(i=1,2,\cdots n)\\ h_i(x_i)\geqslant 0(i=1,2,\cdots,n)\end{cases}\qquad（4\text{-}2）$$

F 代表集成管理的总体目标函数，δ_i 代表集成系统中所属的第 i 个元素的资源量，$\delta=(\delta_1^T,\delta_2^T,\cdots,\delta_n^T)^T$，$X_i$ 代表第 i 个元素的素质状态，一般用效果指标表示，$X=(X_1^T,X_2^T,\cdots,X_n^T)^T$，C 为所有 n 个元素可以获取的资源总量，f_i 为第 i 个元素的目标函数，一般用产出指标表示。这是一个典型的多人两层决策问题，当元素之间不存在相互协作关系时，它们之间可成纳什（Nash）平衡策略。所以，这些集成元素之间一定存在着相互协作关系。

大型建设项目管理包含很多项目干系人，每个项目干系人具备相应能力，如工程咨询、项目策划、规划设计、管理、工程技术、设备材料供应能力、企业实力和信誉等，共同构成集成要素的资源量。当把各个要素集成为一个整体或系统时，各个集成要素之间势必会相互作用、相互影响，集成要素之间的相互作用，直接影响到项目成功，包括项目干系人进入阶段、相互关系等。

系统的整体突现性原理是系统科学的理论基石，也称为非加和原理，也就是一个整体或系统多于各个部分相加的和。如果整体与部分之间存在某种可比较的同质特征，则非加和原理可用公式表示如下：

$$W\neq\sum p_i\qquad（4\text{-}3）$$

其中，W 代表整体，p 代表部分。该公式表示在系统事物中，整体不等于部分之和，包括两种情况，一是整体大于部分之和；另一个是整体小于部分之和。

集成的目的就是主动优化各个部分，搭配组合，形成要素优化、结构合理、优势互补、匹配适宜的有机整体。

2. 现代集成管理的特点

第一，主观能动性。现代集成管理强调管理者的主体行为，人的智慧作用是整个集成管理系统协调运行的关键。第二，整体系统性。集成管理是一个综合的、复杂的系统管理过程。从资源角度看，包括所有软、硬件要素，将人力资源、项目组织、资金、货物、场地、技术、生产工具、渠道、信息等资源作为管理要素，集成管理将知识作为重要的资源；从战略管理角度看，集成管理包括内外部环境、政治、经济、社会、文化、产业、心理等方面的管理；从管理手段和方法来看，包括管理技术、生产技术、工程技术、信息技术等的相互结合。以上各方面之间联系广泛、紧密复杂，在空间和时间上又具有很多的层次，生产过程中及与环境的协调中又会不断的优化和重组。第三，有序、协调、持续。集成管理是各要素优势互补、聚合放大、功能倍增、价值提升，这就要求各管理要素之间、集成要素与环境、管理者与集成要素等必须按照一定模式，达到有序、协调、持续。

二、现代集成管理要素

根据系统论，集成管理包括集成单元、集成模式、集成界面、集成条件和集成环境等基本要素[109]。

1. 集成单元

集成单元是指构成集成或集成关系的基本单位，是形成集成体的基本物质条件。管理集成单元是构筑管理集成理论的基础，集成单元可从内在性质和外部特征两方面研究，也就是质参量和象参量。集成单元是相对的，某一具体集成单元是相对于具体对象而言的，处在不同层次的集成单元，有其不同的具体含义和内容。同时，也存在一些相对不可分割的集成单元，而且不同集成体中集成单元，其性质和特征是不同的。

（1）集成单元的质参量。质参量是指决定集成单元内在性质及其变化的因素。一般而言，任何集成关系中的集成单元，其质参量往往不是单一的，而是一组质参量，它们共同决定集成单元的内在性质，组中各个质参量的地位不同并且是变化的。在特定的时空条件下起主要作用的称为主质参量，其在集成关系形成过程中具有关键作用。

（2）集成单元的象参量。象参量是指反映集成单元外部特征的因素。集成单元的象参量也不是单一的，而是一组象参量，这组象参量分别从不同角度反映集成单元的外部特征。

（3）质参量与象参量的关系。质参量的变化一般决定或引起象参量的变化，而象参量的积累变化也会对质参量产生影响。质参量的变化往往引起集成单元的突变。质、象参量的相互作用是集成单元存在和发展的根本动力，也是集成关系形成和发展的内在依据和基本条件。因此，确定和判别集成关系的核心在于识别和掌握集成单元的质参量和象参量。

2. 集成界面

集成界面是集成单元之间的接触方式和机制的总称，或者说是集成单元之间、集成体与环境之间物质、信息与能量传导的媒介、通道或载体，集成界面是集成关系形成和发展的基础。

对某一确定的集成关系，集成界面往往是多种形式的组合。集成界面可从不同的角度分为无形界面、有形界面、单一界面、多重界面、内在界面、外在界面、单介质界面、多介质界面等。在界面关系中，更为普遍存在的是有介质界面，如各信息集成间的接口是集成界面，信息是界面介质；语言工作人员间的介质。显然，集成界面的形成是由集成单元的性质决定的，而并非由集成体以外的单元或环境决定，这种性质称为集成界面的内在性。

3. 集成模式

集成模式是指集成单元之间相互联系的方式，既反映集成单元之间物质、信息交流关系，也反映集成单元之间能量交换关系。集成关系是各种各样的，集成程度也是千差万别的。

从集成的行为方式来看，集成体中存在互补型集成、互惠型集成和聚合重组集成三种关系。互补型集成是集成单元之间以功能或优劣势互补为基础形成的集成关系。当某一集成单元的优势恰恰是另一集成单元的劣势时，互补就成为集成单元形成集成体的条件，如组织动态联盟、产学研一体化等的形成与运作都体现了互补型集成关系。互惠型集成是集成单元为更好地实现其自身功能，以某种物质为介质，以供给与需求方式或其他方式建立的集成关系。如产业间的关联、企业与供应商及顾客之间的联系等均属互惠型集成关系。聚合重组型集成是集成单元为改善各自的功能，经过聚合重组而成的、相互交融、浑然一体的集成关系。在此基础上形成的集成体功能突变，且集成单元所表现出的特性与突变后集成体特征保持一致。

从集成的组织方式来看，集成体存在单元集成、过程集成、系统集成三种组织形式。单元集成组织是处于同一层次的同类或异类（主质参量的相同或差异）集成单元，在一定的时空范围内为实现特定功能而集合成的集成组织。在单元集成组织中，各集成单元之间联系紧密，关系简单，形成的集成体较为稳定。过程集成组织是集成单元按照某一有序过程集合而成的集成组织。在过程集成组织中，各集成单元有着统一的集成介质，产生的集成界面自发地形成一种有序关系，如流水生产线、并行工程（CE）等。系统集成组织是各种同类、异类集成单元在相同层次或不同层次上集合而成的整体系统组织。系统集成体具有目标多重性和组织层次性，集成系统具有一显著的学习型组织的特征，自组织机制作用突出，对环境变化有着较强的适应性，集成界面和介质具有多样性和复杂性。该组织模式由于其自组织机制的功能，因此，随着集成环境的变化与发展，各集成单元及集成体具有共进化功能。

综上所述，任何完整的集成关系，都是行为方式和组织方式的具体结合，并且集成关系会随着集成单元的性质及环境的变化而变化。

4. 集成条件

集成条件是指管理集成单元集合成为有机集成体的基础和前提条件，也是集成体内集成单元内在关系的表现。因此，一般而言，集成条件主要有以下几方面：

（1）联系条件。集成单元之间必须存在物质、信息和能量的联系，这种联系表现为集成单元中质参量的关联度（同质度、相关度）及融合度，这种相互联系的作用在于：一是弥补集成单元功能上的不足或缺陷：二是以互惠为前提，更好地实现集成单元的功能；三是为改善或增强集成单元功能，这三种作用也反映了集成单元间联系的行为。因此，联系条件是集成体形成的基本条件。

（2）界面条件。集成体功能的实现和有效发挥是通过界面来实现的，集成单元间能否形成高效的传递信息、物质、能量的界面及界面的有序化是集成体功能能否实现及有效发挥的关键，界面条件是集成体形成及集成功能发挥作用的实现条件。

（3）选择条件。在集成关系的形成中，集成单元的选择不是随机的，而是有规律的。任一单个集成单元都有选择其他集成单元或被其他集成单元选择的可能。一般而言，集成体中，集成单元的数量和异类主质参量的数量受一定时空的限制，界面的形成又有能量损耗，因此，以能耗最小为目标的集成关系，是判定或选择集成单元的条件。

5. 集成环境

集成环境对某一具体的集成体来说，其关系是外在的。集成体与环境间是通过集成界面来实现物质、信息和能量的交流，集成体一经确定或形成，其集成环境同时也就相应确定了。但随着时空条件的变化，集成体与初始集成环境的关系也将发生变化，这种变化甚至可以改变集成体的功能和集成单元的性质。从系统论角度看，环境往往是更高一级系统的系统要素，因此，构成集成环境的各要素与集成体是超集成体（系统）的集成单元，这是深入认识集成体与环境关系的理论基础。就集成单元之间的相互影响所起的作用来看，不外乎有积极作用、消极作用、无作用三种类型。因此，环境对集成体的作用，亦可以用正面作用、反面作用和中性作用进行定性描述。环境集成体的正面作用，可促进集成体功能的发挥，并可使其持续发展，反面作用制约集成体功能的发挥，使其功能退化，甚至使集成体解体，中性作用则无明显激励—约束作用。

6. 基本要素的关系

管理集成的集成单元、集成界面、集成模式、集成条件、集成环境等五个基本要素，是集成关系形成与发展的基础，任何集成关系都是以上五个基本要素相互作用的结果。集成单元的内在性质决定了集成关系的行为和组织模式，而集成环境则是影响集成模式的外部因素，集成条件与集成界面是集成关系形成过程中选择与优化的标准。

若用 U 表示集成关系中 n 个集成单元的集合 $U = (u_1, u_2, \cdots, u_n)$ ，M 表示 k 种可能集成模式的集合 $M = (m_1, m_2, \cdots, m_k)$ ，该集成关系所面临的环境 E 为 1 种环境因素的集合 $E = (e_1, e_2, \cdots, e_l)$ ，集成界面 F 为各集成界面的集合，集成条件 D 为各集成条件的集合，则最优集成关系 S^* 为：

$$S^* = (U, M^*, E) \mid S \in D, S \in F \mid \tag{4-4}$$

M^* 为该集成关系中的最佳模式。

第三节　集成管理的运作过程及运行机理

一、集成管理的运作过程

管理也是一种促使要素集成，并形成有机系统的活动。无论人们要从事什么活动，要实现活动的目标，就必须整合人、财、物、信息、关系、时间等各种资源，这个过程实际上就是集成活动的过程。管理就是通过目标设定、制订计划、建立结构、资源的配置、规定行为、文化建设以及协调、控制等活动，促进上述各种资源要素集成，并使之形成有机系统。但是，集成就其过程而言，仍属于系统构建过程的子过程，属于要素集合活动的范畴。因此，要使这一过程有效，使集成要素间相互匹配、结构合理、优势互补，就必须进行有效的管理。所以，管理学的基本原理，同样适合于集成管理活动。

集成管理是对各种集成活动的管理，包括指挥、组织、计划、协调和控制，研究的领域较宽泛。从组织的创新与发展逻辑看，集成一般可以分为战略要素集成、过程集成、管理要素集成、组织集成、知识与方法集成、价值集成、信息集成等等。集成管理研究就是通过总结各种集成实践以及集成思想，构建集成管理理论体系，并指导各种集成活动。因此，可以说集成管理理论是一个普适性的理论，对各种集成实践具有普遍指导意义。如图 4.4 所示。

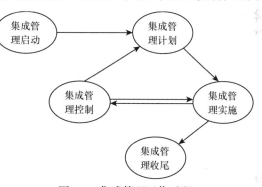

图 4.4　集成管理运作过程

二、集成管理的运行机理

1. 集成管理的战略管理：环境要素集成

战略是集成管理活动的总纲，战略是一个系统集成管理的前提与基础。战略决定功能，功能决定结构，而功能与结构是一个项目集成体属性所在。由此，战略要素包括内、外部环境、管理理念、管理信息、管理者（组织、团队、人）、执行者、管理文化等。战略要素集成就是将集成管理理论与方法应用到战略管理实践。

界面是组织间相互联系与作用的一种状态，在集成管理中它是集成要素间的衔接关系，产生于专业分工、目标差异、信息黏滞等复杂因素，是集成管理的重要条件。事实上，集成管理本身就是众多组织的聚集，必然存在不同的组织结构。组织与界面管理本质上就是各个组织的集成，集成运行就是形成一个共同的组织，并有机地协调好组织与组织间的界面状态。

2. 集成管理的流程优化组合：管理要素集成与过程集成

随着经济社会不断发展，企业或项目管理组织日益向敏捷化、精益化、智能化、弹性化、价值化方向转变。对功能、质量、成本、进度、范围、安全、干系人关系、人力资源、风险、沟通、采购等主要管理要素或目标，进行集成管理，促进整体秩序、优化，实现整体目标。

不同的技术条件有不同的管理方式，同时决定不同的业务流程。哈默的企业重建理论核心是对企业传统的经营流程重新审视并进行彻底的重组改造，以求得根本性的成本、质量、服务等绩效的提高，这一理论正在广泛应用并不断取代亚当·斯密的分工理论。由此，流程重组成为集成管理的重要条件，这一过程就是过程集成。对建设项目而言，就是以全生命周期为集成管理对象，以项目全生命周期目标为导向，对整个过程进行集成管理。

3. 集成管理的知识管理：管理知识与方法集成

在建设项目管理中，除了需要应用管理学、项目管理、经济学、系统论、信息论、控制论、组织理论、工程哲学、心理学、价值工程、计算机等理论外，还要创造知识、管理知识。同时需要大量的专用的技术、方法、工具，对这些项目管理知识、管理技术、方法和工具进行综合集成就是方法集成。以美国学者霍尔（A.D.Hall）提出的系统工程"三维结构体系"为硬系统方法代表，以英国学者切克兰德提出的"可行"、"满意"等概念模型为软系统方法代表，进行了深入的研究。综上，将硬系统和软系统方法有机地结合起来，充分体现定性和定量相结合、预见与反馈相结合、原则与权变相结合，在集成管理实践中，将各种技术和管理方法综合运用的过程就是方法集成。

第五章 大型医疗 PPP 建设项目集成管理框架和环境要素集成

第一节 大型医疗 PPP 建设项目集成管理框架

一、大型医疗 PPP 建设项目管理分析

1. 大型医疗 PPP 建设项目管理的特点

大型医疗 PPP 建设项目具有一般建设项目的特点，同时还包含 PPP 模式与医疗建设项目独特特征。

（1）一般建设项目特点。一般建设项目管理是管理主体从项目开始至完成，通过对项目的组织、计划、协调和控制，实现项目目标的系统活动[110]。建设项目是一个非常复杂的系统工程，从项目策划、规划设计、施工、运行维护，渐进明晰、交叉融合，突出表现为项目计划的重要性和多边形及组织协调的关键性[111]。百年大计、质量第一，建设项目一般不可移动和建设过程相对不可逆，任何决策失误和设计疏漏，都会给项目造成很大的损失，低劣的工程质量会给公众人身财产安全带来很大危险。建设项目目标是包括范围、功能、质量、进度、投资、安全等方面的多目标系统，各个目标相互依赖、相互影响、对立统一，努力实现多目标均衡。建设项目涵盖多个技术专业，协调管理多个参建单位成为必须的工作，其中组织界面管理尤为重要。严格履行国家和地方的基本建设程序，包括建设前的审批，建设中的监管，建设后的验收与审计等。

（2）医疗建设项目特点。随着广大人民群众对医疗服务需求的不断增长，同时随着医疗科学的不断发展，医院呈现出知识密集、资金密集、人力资源密集、创新密集、供应链密集的突出特点，现代医院建设也随之发生了很大变化，所以大型医疗建设项目应主动适应与优化，为优质医疗服务提供良好的硬件基础。大型医疗建设项目一般规模较大、技术复杂、医疗专业化程度高，社会公共服务公益性特点突出，社会公众关注度高。项目一般需要经过可行性研究、医疗资源配置规划、环境评价等严格的审批程序。医院承担着治病救人的重要任务，是社会职能的基础组成部分，所以医疗建设项目作为硬件条件非常重要。医疗建设项目应做到适用、经济、美观、持续，所以成功完成一个医疗建设项目，必须全面正确认识以下特点：

第一，医院为社会提供的服务包括医疗技术服务和医院消费服务，医疗服务和管理行为决定着医疗建设项目功能内容、工作流程，才能做到以人为本，以病人为中心。所以医疗建设项目必须根据区域医疗资源规划和医院院区与城市规划的关系，做好明确医院发展战略定位（医疗特色）医院医务管理、医院运营管理、医院保障后勤系统

管理等医院管理方面工作。

第二，科学合理的医疗项目策划、规划设计非常关键。医院建设项目包括人流、物流、技术流、服务流、信息流五大基本流程。医疗建设项目策划主要包括医疗工艺设计和医院服务设计，这是做好建筑规划设计的基础条件。医院交通组织十分复杂，主要包括人流、车流、物流、清洁流、污染流，各种流线交叉、混合、冲突，所以做好交通组织、提高运行效率尤为重要。实际工作中，需要专业化的医疗项目策划咨询单位和医疗项目设计单位完成上述任务，为完成一个好的医疗建设项目打下很好的基础。

第三，大型医疗建设项目包括大量的医疗专项工程，主要包括净化手术室、ICU、CCU、大型医疗设备用房（CT、MRI、DR、DSA、PET-CT、放疗等）、防辐射工程、急救急诊、P2/3 实验室、病理科、病案室、集中配液、测听室、中心供应、隔离用房、发热门诊、肠道门诊、太平间、解剖室、智慧医疗等等。这些项目内容需要具有相应资质、专业能力强、经验丰富的参建单位完成。

第四，大型医疗建设项目需要建设优美的医院环境与和谐的医院文化。这样既为患者及家属提供良好、便捷、卫生、安全的就医环境，也为医务工作者创造高效、适宜的良好工作环境，既确保总体医疗工艺流程和功能，又注重细节和人的体验。

第五，大型医疗建设项目一般非常复杂，项目管理需要充分利用集成管理理论与方法。医疗建设项目涉及因素多、技术复杂、参加单位众多，还包括医疗专项等，是一项系统工程。无论从项目前期准备、项目策划、规划设计、建设施工、调试到运行维护都需要周密计划、科学论证研究，都需要站在项目全生命周期角度，进行精益建造和价值管理，协调好项目干系人，做到项目环境集成、项目过程集成、管理职能和目标集成、项目组织集成、项目信息集成，建立良好和谐的项目文化，实现项目整体目标，做到项目价值持续提升。

（3）PPP 项目特点。

第一，PPP 项目由政府主导，必须符合国家的有关法律法规和政策要求。一般包括项目准备与识别、项目招商、项目融资、项目策划与规划设计、项目建设、项目经营与运行维护、项目移交或报废等阶段的 PPP 项目全生命周期过程。PPP 项目前期主要准备与识别工作包括 PPP 项目谋划、PPP 项目实施方案、物有所值（VFM）评价、政府支能力评价、项目招商以及所涉部门的审批手续。

第二，PPP 项目根本目的是为了增加基础设施和公共产品的供给，提高供给的品质。PPP 项目作为提供公共服务的载体，必须符合八字方针"适用、经济、绿色、美观"[112]。此外，基础设施和公共产品是社会服务的基本面，健康可持续也是重要的目标。

第三，PPP 项目具有双重主体特点。政府部门作为招商和监管主体，社会资本方作为项目融资、设计建设、运营维护的主体，政府对 PPP 项目进行全过程监督管理。政府监管主要包括政策监管、履约监管、功能效用监管，包含了传统项目建设中发改、财政、环保、规划、交通、人防、消防、地震等单位的批准和施工中接受质检、安检、技术监督、城市管理等部门的监督及建成后各项验收和审计（项目后评价）工作，同时还包含项目后评价和绩效评价，这是一套非常完善的 PPP 项目监管保障系统。

社会资本方执行 PPP 项目也应严格遵守项目法人负责制，在完成项目任务等同时尤其要重视工程质量、工程安全、环境保护，建立和谐的 PPP 项目环境与文化，确保 PPP 项目达到合同要求的社会服务功能的数量和质量，持续提升项目价值，达到公众满意要求。需要说明的是 PPP 项目中政府和社会资本方均可以作为项目发起人。

第四，PPP 项目具有天然的多干系人合作伙伴关系属性，项目干系人管理十分复杂。PPP 项目的核心是收益分配和风险分担机制，优势互补、利益共享、风险分担，二者是矛盾共同体，对立统一。此外，大型建设 PPP 项目整个过程涉及很多项目干系人，包括公众、媒体、政府及相关部门、社会资本方、金融机构、参建单位、运营维护单位等，少则十几个、多则几十个单位，甚至更多。各项目干系人必须进行密切的联系与合作，共建和谐的项目环境，形成良好的项目文化。PPP 项目伙伴关系管理是 PPP 项目成败的关键。

第五，PPP 项目一般合作期限较长，经营和维护十分关键。PPP 特许经营项目通过高效的经营和成本控制获得项目收益，同时随着时间的推移可能出现各种不确定因素，风险较大也是 PPP 项目的特点。

大型医疗 PPP 建设项目就是一个构建与集成的过程，也是通过创新不断实现价值提升的过程，围绕着项目系统的状态演变，项目参与各方通过组织、管理、技术与经济等手段，最终实现 PPP 项目目标，为广大公众提供优质的医疗服务，为人民群众的健康提供有力保障。同时，社会资本方及项目各参与方，通过努力获得相应收益，提升实力和能力，促进企业发展。

2. 大型医疗 PPP 建设项目过程和层次

（1）大型医疗 PPP 建设项目过程。大型医疗 PPP 建设项目全生命周期是从 PPP 项目准备与识别、项目招商、项目融资、项目策划与规划设计、项目施工、经营与维护直至移交或报废的全过程，是基于 PPP 项目协议期限的，不是完全意义的项目全生命周期的。我国规定项目特许经营期一般不超过 30 年。PPP 项目的过程是形成增值、保值、衰减直至移交或报废的过程，所以每个阶段任务和目标都应作为 PPP 项目全生命周期的任务和目标的有机组成部分，是项目价值集成管理的过程，不可分割、孤立。PPP 项目具有天然的多干系人合作伙伴关系属性，不论合同关系、协调关系还是监管关系，都拥有不同的项目角色、任务、目标，进行有效的界面管理和风险管理，有机协调、集成聚合，实现项目目标，最大化地实现医疗 PPP 项目的医疗效用。

大型医疗 PPP 建设项目集成管理是以 PPP 项目全生命周期、全部项目干系人和项目医疗服务效用目标为对象，包括从项目 PPP 实施方案、项目策划、规划设计、建设施工、经营与维护到协议期结束的全过程，涵盖政府相关部门、社会资本方、金融机构、工程咨询、规划设计、建设施工、供应、运营维护、公众等的全部项目干系人，以及包括功能、经营与运维、范围、质量、进度、投资、安全、干系人管理等主要管理工作和人力资源、信息沟通管理、伙伴关系管理、风险管理、管理系统改进、项目后评价等辅助工作的整体管理系统，达到实现项目医疗服务功能的根本目标。

大型医疗 PPP 建设项目的全生命周期一般分为七个阶段，即项目准备与识别、项目招商、项目融资、项目策划与规划设计、项目施工、项目经营与维护、项目移交或报废。习惯上也将项目准备与识别和项目招商统称为项目决策阶段，项目融资、项目策划与规划设计和项目施工统称为项目实施阶段，所以也可以称为 PPP 项目决策、项目实施、项目经营与运行维护和项目移交与报废四个阶段。

大型医疗 PPP 建设项目各个阶段都有相应的任务和工作内容，以各种重要可交付性成果为任务完成的标志，主要任务及可交付性成果包括：

第一，PPP 项目识别与准备阶段。主要是项目前期工作，包括项目谋划和项目建议书、PPP 项目实施方案、物有所值评价、政府支付能力评价等。决策阶段主要是完成以上文件和政府有关部门的批复。

第二，PPP 项目招商阶段。主要是招商准备、招标或竞争性磋商、确定候选人与详细谈判、签订 PPP 合同。PPP 合同可以是一份综合的合同，也可以是一系列关联合同，其核心是确保符合有关法律法规条件下，明确合同各方权利、责任、义务内容。

第三，PPP 项目融资阶段。主要是融资方案、融资谈判、融资实施，包括项目融资的目标和任务、融资结构、确定融资机构和融资协议、执行融资。如果社会资本方不能按 PPP 合同约定的时间、额度、方式等完成项目融资，则政府部门按合同约定取消 PPP 合同并重新招商。本阶段主要成果就是资金按计划到位。

第四，PPP 项目策划与规划设计阶段。PPP 项目策划是通过调研和收集信息资料对 PPP 项目进行建设性、逻辑性思考构建的过程，对可能影响项目的各种因素进行组织、管理、经济和技术等方面的分析论证，指导和控制项目，以实现项目目标，主要包括项目定义和定位、项目战略管理、项目方案（内容、规模、功能、建设标准、关联关系等）、项目管理规划（范围、质量、进度、投资、安全、经营与维护、移交或报废），一般也可分为项目功能策划和项目管理策划。规划设计主要是根据批准的设计任务书（项目策划的输出成果之一）进行项目的规划和设计，通常包括规划、建筑方案、初步设计和施工图设计、项目全过程设计服务等。本阶段主要成果是项目功能策划书、项目管理规划、项目可行性研究报告、设计任务书、规划和设计图纸文档。项目的策划和规划设计的主要任务虽然具有明显的阶段性特点的，但是项目功能、项目设计都是持续根据项目的进展和变化不断明晰和优化的，项目管理规划也是随着参建单位加入和项目的进展不断变化的，所以这些工作需要坚持渐进明细、持续改进的原则，这也是任何项目成功的关键。

第五，PPP 项目施工阶段。按照项目管理实施细则和工程施工组织设计，人、材、机、资金等各种资源到位，根据施工规范和标准，完成项目建设。同时接受政府各部门的质量监督、安全监督、环保监督、城市管理监督、技术监督等各方面的过程监督管理。本阶段主要成果是建设项目竣工验收。

第六，PPP 经营与维护阶段。从项目开办至项目移交或报废的全过程。PPP 模式和政府传统投资模式不同，在 PPP 具体应用形式中项目经营与维护经常由社会资本方承担（有的情况由政府部门自行承担），由于 PPP 项目的长时间合作维度特点，所以经营与维护至关重要。在 PPP 特许经营项目中，如 BOT、BOO、BOOT、DBFO、BUT、O&M、TOT、TOO 等，经营和维护的收益往往是支付 PPP 对价的主要来源。由于时间、环境以及项目干系人的各种不确定性，经营和维护的风险非常大。PPP 项目经营与维护阶段，在确保项目服务功能基础上，降低成本、提高经营收益，提高服务用户的满意度，持续提升项目价值，最终获得长期收益的最大化。

第七，PPP 项目移交或报废。PPP 合同期满，通过项目绩效评价，进行项目收尾和合同收尾，移交项目和相关文档资料。根据项目实际情况，通过招标或协商，可以进行 PPP 项目合同期限延展；如果项目不具备继续使用条件则进行项目报废，并办理审批相关手续。

PPP 项目后评价是评定项目决策时预定目标的实现程度，主要包括项目的公共服务供给评价、实施过程评价、效益评价、影响评价和持续性价值评价等内容。PPP 项目后评价具有以下特点：一是项目评价标准是动态变化，是与公众对医疗服务功能需求变化一致的；二是项目后评价不只是项目结束后一次性的，是间歇阶段性的，每个里程碑之后都应该进行；三是项目后评价具有合作方各自特点，政府部门更加注重公共产品和服务的供给量和质的实现，PPP 对价的支付是与绩效评价相联动的，社会资本方则更关注项目的效率和经济收益；四是项目后评价具有知识管理特点，PPP 项目的经验和教训成为提高 PPP 项目经营管理能力的基础，会大大促进风险控制和提高项目收益。可以说，PPP 项目后评价已经大大超出传统意义，更是全过程、全方面、全干系人的项目全尺度评价。

大型医疗 PPP 建设项目政府部门从传统投资管理模式的实施者和评价者转变为合作者和监管者，所以 PPP 项目监管贯穿项目全过程，主要包括政策监管、履约监管、效用监管。

PPP 项目的各个阶段有一定的阶段性但不是相互独立，每一个阶段与其上、下游各个阶段之间存在着一定的顺序关系，但本质上内在相互联系。每个项目阶段都有明显的可交付性成果和里程碑，根据相关政策和基本建设程序，前一阶段的可交付性成果通常经批准后，才能开始下一阶段的工作。例如，PPP 项目实施方案、物有所值评价、政府支付能力评价完成后才能进行 PPP 项目招商工作；PPP 项目融资完成才能进行项目规划设计和建设；PPP 项目竣工验收才能进入经营和维护阶段。同时上游工作应充分考虑到对下游工作的影响，如 PPP 项目实施方案必须考虑到项目可行性和经营与维护工作；规划设计应考虑到建设阶段的可施工性和运行维护的经济性。因此，项目阶段上下游工作的知识和经验积累非常重要，会对 PPP 项目价值持续提升提供有利条件。

（2）大型医疗 PPP 建设项目管理层次。本书所指项目管理层次是基于建设项目的，相对狭义的。如图 5.2 所示：

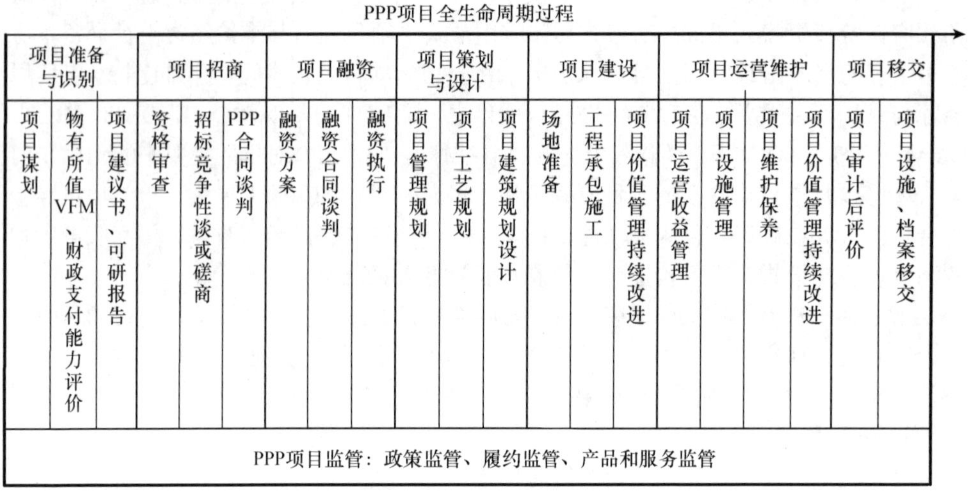

PPP项目全生命周期过程

项目准备与识别			项目招商			项目融资			项目策划与设计			项目建设			项目运营维护				项目移交	
项目谋划	物有所值VFM、财政支付能力评价	项目建议书、可研报告	资格审查	招标竞争性谈或磋商	PPP合同谈判	融资方案	融资合同谈判	融资执行	项目管理规划	项目工艺规划	项目建筑规划设计	场地准备	工程承包施工	项目价值管理持续改进	项目运营收益管理	项目设施管理	项目维护保养	项目价值管理持续改进	项目审计后评价	项目设施、档案移交

PPP项目监管：政策监管、履约监管、产品和服务监管

图 5.1　大型医疗 PPP 建设项目全寿命周期过程

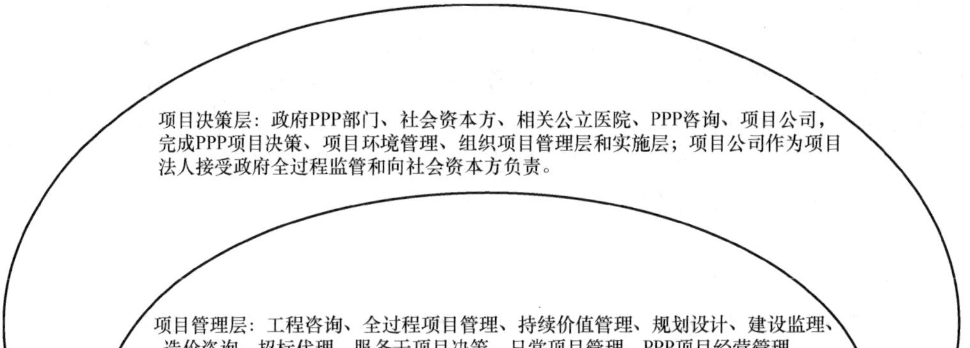

图 5.2　大型医疗 PPP 建设项目管理层次

项目决策层：政府PPP部门、社会资本方、相关公立医院、PPP咨询、项目公司，完成PPP项目决策、项目环境管理、组织项目管理层和实施层；项目公司作为项目法人接受政府全过程监管和向社会资本方负责。

项目管理层：工程咨询、全过程项目管理、持续价值管理、规划设计、建设监理、造价咨询、招标代理，服务于项目决策、日常项目管理、PPP项目经营管理。

项目实施层：建设承包商、设备材料供应商、经营和维护单位，施工、采购、调试、验收、经营和维修，实现项目目标。PPP项目经营与维护至关重要。

大型医疗 PPP 建设项目需要完成 PPP 项目实施方案、物有所值评价、政府财政支付能力评价、项目招商、全过程项目监管、项目建议书、环境评价、交通评价、可行性研究、规划、住建、土地、人防、消防、地震、气象、资金、电力、市政、价格、审计等各个环节和方面的管理，所涉及的地方政府、发改、财政、卫生、物价、税务、金融机构、土地、规划、消防、人防、环保、电力、水务、交通、城市管理等部门是外部管理层次，作为项目环境管理。PPP 项目提供基础设施和公共产品及服务，其服务对象为社会公众，所以公众是重要项目环境组成要素，如价格听证会、公众满意度等。新闻媒体也属于项目环境要素。卫生计生委作为医疗行业政府行政主管部门负责医疗事业发展规划、医疗有关法律法规、医疗资源配置规划、医政管理、医疗机构设置审核、医疗建设项目审核、大型医疗设备审核、药品采购招标等等，对大型医疗 PPP 建设项目的影响非常大。

政府部门与社会资本方根据 PPP 合同约定通常会设立 PPP 项目公司（SPV）完成项目融资、项目建设、经营与维护等任务，也就是项目法人（项目公司设立政府部门可以占股也可以不占股，原则上不能控股）。我国政府投资的工程建设项目要求实行项目法人负责制、招投标制、建设监理制、项目审计制等，在 PPP 项目模式下需要有所创新和优化。PPP 项目的组织关系为：政府 PPP 部门、社会资本方、相关公立医院、PPP 咨询单位、PPP 项目公司，项目公司作为项目法人处于项目的中心，起到承上启下、连通项目内外的作用，具有决策和执行双重性质，既接受政府有关部门的监管又向社会资本方负责，控制项目风险、取得项目收益；工程项目管理类单位包括 PPP 项目咨询、全过程项目管理、规划设计、建设监理、造价咨询、招标代理、PPP 项目经营管理等为工程项目管理层次；工程项目实施层次包括建设承包商、设备材料供应商、经营和维护单位及其他为项目实施提供服务的单位。很多大型医疗 PPP 建设项目都会涉及相关公立医院，比如公立医院改扩建项目、新建项目租用给公立医院、新建医院需要公立医院医疗资源支援、成立医院联合体等，其中公立医院不仅参与 PPP 项目决策，还可能参与前期 PPP 项目初期谋划、实施方案、交易结构等，以及后期项目策划、规划设计、建设施工以及经营和维护工作。所以，相关公立医院不仅是 PPP 项目的配合者，很多项目作为医疗服务的主体或主导，对 PPP 项目成败起到决定性作用。

在大型医疗 PPP 建设项目实施中，根据不同项目的特点和不同项目阶段，各个管理层次根据项目环境和项目干系人以及里程碑目标不同，都有不同的组织和人员分别进行管理和控制实施。在 PPP 项目中不仅要关注直接参与项目活动单位和部门，还要重视间接的项目利益相关者，包括社会公众、新闻媒体、项目服务行业相关单位等。

第一，PPP 项目决策层次是大型医疗 PPP 建设项目的责任主体，是 PPP 项目实施方案、项目收益和风险分配、PPP 项目融资、项目可行性研究、PPP 期限、规划设计方案、项目功能效用、项目验收、经营模式、运行维护成本、项目绩效评价与对价支付、项目移交等项目重大任务的组织决策者，也是项目环境相关政府部门各种 PPP 和基本建设程序审批与备案办理者，还负责日常的项目管理工作中对项目管理层和项目实施层进行组织、协调、控制。同时全过程接受政府有关部门的全过程监管，并向社会资本方负责，有效控制项目风险、取得项目收益。

第二，PPP 项目管理层次受项目公司（SPV）委托或招标确定，这些单位为项目提供工程咨询和项目管理服务。一是根据项目实际和项目环境，提供完整、准确地项目技术、经济、管理等支持信息，建立科学合理的项目决策流程，确保项目决策科学、正确，包括工程咨询、项目可研、规划设计、融资结构等；二是运用项目管理技术和方法，组织、计划、协调、控制各参建方，进行项目范围、质量、进度、投资、安全、信息、风险等管理，在 PPP 项目全生命周期各个阶段顺利进行，确保项目目标实现；三是运用经营管理和物业管理理论和方法，运行降低成本、提高服务水平、创造经营收益，提高公众满意度。

第三，PPP 项目实施层次根据合同约定，有关单位和人员主要是在项目管理层的组织管理下，按照国家有关政策和规范，负责完成项目融资执行、建设施工、经营与维护工作，达到质量、工期、安全、经营收益、运行成本目标要求，最终完成项目移交或报废。根据 PPP 项目的特点，项目经营与维护至关重要。另外需要说明的是，我国 PPP 有关文件规定，社会资本方（联合体）具备相应资质，在项目实施中可不进行二次招标。

在大型医疗 PPP 建设项目全生命周期各个阶段中，各个管理层次由不同的参与者承担相应项目任务，包括政府部门、社会资本方、相关公立医院、PPP 咨询单位、金融机构、公众、项目公司、项目管理单位、规划设计、工程施工、供应商、经营单位、物业管理等单位的领导、金融产品经理、项目经理、项目管理师、价值工程师、设计师、监理工程师、物业管理者、班组工人等也包括医院管理者、医务人员、患者及家属、其他来医院的人员等。全过程项目管理的一个主要任务就是分析和安排各参与方应在何时、何种方式参与到项目中来，各自有什么需求和期望，调动积极因素，化解消极因素，确保项目成功。

大型医疗 PPP 建设项目各个阶段、各项任务、各个干系人应该有一个共同的目标指向就是实现项目医疗服务供给，不断提高广大人民群众对医疗服务的满意度，持续实现项目价值提升，也只有这样政府部门和社会资本方才能获得相应的收益并有效控制风险，实现利益共享、风险分担的目标。

二、大型医疗 PPP 建设项目管理发展状况

自 20 世纪 80 年代改革开放以来，经过 30 多年的快速发展，我国政治、经济、社会、文化、技术等各方面发生了很大变化，同时也出现了很多不确定因素、环境污染等问题，尤其近年来面对经济下行压力，国家提出调结构转方式，大众创业、万众创新，这样在新常态下，不断创新、持续改进成为了这个时代的主题。PPP 模式更是在这样的大背景下应运而生的。

从 20 世纪 90 年代，我国医疗建设项目开始了新一轮大范围、大规模的建设，对政府和业主提出了巨大的挑战[113]。

1. 大型医疗 PPP 建设项目成功标准

由于我国开展 PPP 项目模式经验还不够多，专家学者研究也还不够深入，此外 PPP 项目有很多具体应用形式，差别也比较大，所以很难确定一个统一的 PPP 项目成功标准，这里根据医疗建设 PPP 项目的特点有针对性地提出一个初步的项目成功标准。

（1）政府增加了医疗服务供给。

（2）社会资本方获得合理收益和企业业绩。

（3）公众对医疗服务满意度提高。

（4）医院功能齐备、环境优美、建设和运行经济可靠可持续、医院服务能力提高。

（5）和谐的 PPP 合作伙伴关系。

当然，成功的 PPP 项目必须保证建设工程质量合格和不能出现安全事故、不能造成环境污染。只有满足以上五个方面，才能确保 PPP 项目整体目标实现，更好地实现医疗服务功能，达到各方和谐满意。如图 5.3 所示：

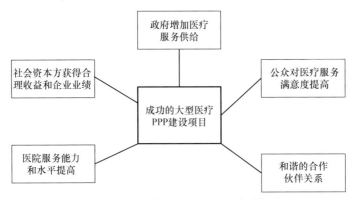

图 5.3　大型医疗 PPP 建设项目成功标准

2. 政府直接投资模式的大型医疗建设项目管理现状

政府直接投资模式主要包括传统基建管理和现代项目管理或代建等模式，通过多年实践，已经完成了大量的医院建设，并积累了很多的经验。总体看还是有很多问题，比如超工期、超概算、质量不保、安全事故、范围蔓延、综合价值损失严重等，项目实践中重视中间的工程建设疏忽前期决策和后期运行维护，重建设形象、轻服务功能，重施工、轻规划设计等情况。

（1）传统基建管理模式　　传统基建管理模式就是拼凑一些人员组成指挥部或基建办公室，工作热情、敬业精神和责任心是这一模式的基础，不怕辛苦，不计时间不计报酬，边了解边实干，完成办手续、跑设计、监督施工等各项工作，最后完工验收，由医院后勤进行运行管理。由于缺乏工程技术和项目管理专业能力，工程管理凭经验、靠直觉，建设中出现规划设计凌乱、功能不全、超工期、超概算、质量不保等问题。大多数情况完成了一个项目，熟悉了基本建设过程，基建班子解散或是转为物业管理，积累的一些经验和教训没有进行知识管理，也就没有了价值。虽然工程监理进行"三控、两管、一协调"，但其工作重心是工程质量和安全监控，在项目范围、进度、投资管理上较弱。

为解决上述问题，开始尝试项目经理负责制、控制工程资金流向、聘请预算员等投资管理顾问、维修班组项目建设与调试等具体措施，起到了一定的效果，但与复杂医疗建设项目对项目管理的需求还有很大的差距。

（2）现代项目管理模式 大型医疗建设项目不同于一般建设项目，是一个非常复杂的系统工程，过去用行政化的手段进行项目管理容易导致项目不科学、不规范，使得项目策划、规划设计、施工、运行维护相互脱节，超概算、超进度、质量差等问题屡见不鲜，这样就需要建立专业化、职业化的项目管理体系，更好地实现项目目标。为大力推行国际上普遍实行的专业工程项目管理，国家和部分省市并先后印发了《关于培育发展工程总承包和工程项目管理企业的指导意见》、《建设工程项目管理试行办法》、《建设工程代建制》等文件，鼓励工程项目管理的发展。

目前在大型医疗建设项目应用的专业工程项目管理主要包括以下几种形式：

1）政府直接管理模式。这一模式是指政府有关部门履行社会管理职能，有的设立工务署或政府投资项目管理中心等部门，依据法律法规进行项目全过程的管理。在建设期间成为项目法人，属于政府代建制，建设完成后移交给有关运行维护部门。这一模式最大的优点是一改业主自建中项目管理专业人员不足和专业化问题，效果较好。但由于这些机构的政府属性，在监管中相当于政府既是裁判员又是运动员，在实际项目中，很难充分发挥项目管理和工程技术专业优势，也就影响了项目管理的总体水平，经常出现超工期、超投资的情况，同时对运行维护考虑较少，遭到很多政府运维管理部门的诟病。

2）业主方项目管理（OPM），也称作自建模式。业主自行完成现场三通一平、项目谋划、跑办建设手续、组织设计施工、运行维护等。项目业主要对项目组织安排、进度、质量、投资、安全等总体控制，对项目总体目标、可行性研究、规划与设计、工程施工等实施过程中的重大事项进行研究、决策。目前在我国大型医疗建设项目中，这一模式较多应用，为弥补本单位工程技术和管理能力的不足一般会聘用一些专业工程师，进行工程组织和控制，是系统化、专业化项目管理的初级阶段，项目管理和控制能力有限，也经常出现超投资、超工期情况，还有质量问题和安全事故发生。由于业主自建会考虑使用功能和维护较多，也是这一模式的优势。

3）专业项目管理模式（PM/PMC/PMT）。政府或业主委托项目目管理单位进行专业化的项目管理，安排专门项目管理团队组织管理工程建设全过程，对设计、承包、供应商等参建单位进行组织、协调，完成项目策划、规划设计、建设审批手续、场地准备、施工监管、项目后评价等任务，包括质量、进度、投资、采购、风险、信息等全面的管理与控制，实现项目目标。PMC 和 PM 比增加了设计工作，PMT 是将业主自有管理人员与项目管理单位项目经理部共同组成联合管理团队,这一模式最大的优点是结合了业主和项目管理公司的优势,改善了临时拼凑班子和行政化项目管理。很多大型医疗建设项目应用专业项目管理模式,取得了很好的效果,如河北省医院医技病房大楼、云南医科大学附属医院医疗综合楼、天坛医院新院区。这一模式分为代理型和风险型两种模式,代理型为完成业主委托的项目管理工作获得管理费;风险型为在代理型的基础上对项目进度、投资、质量和安全目标实现承担一定的经济和法律责任,采取项目管理费加绩效激励。

4)承包商的项目管理。项目总承包(EPC)分成两种:设计、施工总承包;设计、采购、施工总承包。此外还有设计方项目管理(DPM/DB)、施工方项目管理(CPM/TK)、供货方项目管理(SPM)。建设项目总承包方专业目的还是基于自身利益的,对项目的全过程缺乏关注,并限于目前国内承包商的实力和专业能力,这一模式应用推广难度较大,但也有一些专注医疗建设的工程公司,做出了大量的探索和实践,取得了较好的效果。

三、大型医疗 PPP 建设项目集成管理框架

1. 大型医疗 PPP 建设项目集成管理的适用性

近年来,集成管理思想在各行各业广泛应用,大大推动了快速发展和水平提高,同样,集成管理也被引入大型医疗建设项目,并取得了很好的效果。PPP 模式又给大型医疗建设项目管理提出了新的机遇和挑战,在政府参与方式、项目理念、项目法人与项目干系人、融资模式、功能要求、项目目标、价值管理、项目全生命期、运营、移交或报废等方面存在很大变化,结合大型医疗 PPP 建设项目特点,更加增强了对集成管理的需求。

(1)大型医疗 PPP 建设项目的根本目的是政府增加社会医疗服务供给,包括实现社会效益、经济效益、环境效益,既要完成医疗项目提升医疗服务能力和水平,还要确保社会资本方获得合理收益,提高公众对医疗服务的满意度。项目建设不仅要实现范围、功能、质量、时间、投资、安全等目标及其平衡,还要充分研究经营管理模式和运行维护的可靠性和经济性。这些目标相互影响、相互制约、相互促进,只有通过集成管理,构建项目管理系统,才能实现项目整体价值。

(2)大型医疗 PPP 建设项目的天然的合作属性和多干系人特点更加需要集成管理。PPP 项目政府、公立医院和社会资本方作为合作主体以外,还包括大量的政府有关单位和项目参建单位,以及传统投资项目较少涉及的公众、新闻媒体、融资机构、PPP 监管、PPP 咨询、经营管理单位、物业维护单位等。所有项目干系人都必须运用集成管理统一组织运行,密切沟通与合作,在完成各自任务和目标的同时,实现项目整体目标。对 PPP 项目而言,合作伙伴关系管理和干系人管理尤为重要,是项目成功的关键。

(3)大型医疗 PPP 建设项目具有长时间维度特点,从项目谋划、PPP 实施方案、

融资方案、项目策划、规划设计、建设实施、调试开办、经营和运行维护、项目监管与绩效评价和移交或报废的复杂过程，可能从十几年到几十年不等，各阶段任务相对独立又相互联系和制约，既是工作任务推进又是信息收集、处理、传递的过程。

（4）大型医疗 PPP 建设项目复杂特点决定了其内部和外部的不确定性，PPP 项目风险的管理与控制是一项重要工作，包括法律风险、政策调整、政府换届、人员更迭、金融风险、经济变化、价格政策、行业发展化、医疗体制改革、公立医院改革、医疗保险制度改革、社会资本方医疗专业能力、公众需求变化、新闻媒体偏好等，以及医疗技术发展、工程新技术新材料应用，甚至项目管理人员性格、文化差异等，更甚至气候变化、恶劣天气、环境污染，都会给项目带来变化和风险，所以只有通过集成管理使项目与项目环境的系统、协调，日常工作与应急事件处理得当，项目文化和个体性格的融合，才能有效管理 PPP 项目风险。

（5）大型医疗 PPP 建设项目的对价原则和绩效监管支付原则，合作各方都是基于风险分担项目价值实现导向的，只有集成管理才能实现成本、风险、收益的价值综合优化，最终实现各方的 PPP 目标。

这些共同特征是大型医疗 PPP 建设项目实施集成管理的重要前提，也是研究 PPP 项目集成管理的目标，逐步形成系统、通用的 PPP 项目集成管理理论和方法。

一般建设项目管理经过多年研究和实践不断发展并日益完善。在很多方面和阶段都形成了相关理论和模型，可纳入到管理集成体系中，这使得可以整个集成管理体系的构建为研究重点，在各阶段、各项目干系人界面管理上，结合以前所研究不够深入、不够系统问题的基础上，使大型医疗 PPP 建设项目集成管理研究在较高的基础上进行。国家相关法律法规日益完善，政府职能逐渐转变和完善，行业诚信体系不断建立和完善。建筑业生产力水平不断提高，项目管理文化和观念正在发生转变越来越重视合作，从业人员更加专业化和职业化。随着计算机技术和信息互联网快速发展，项目管理软件普遍应用，尤其在进度管理、投资管理、设计制图、BIM 等方面取得了很好的效果，努力做到信息共享、快速传递、大数据处理，大大提高了管理效率和效果。这些为大型医疗 PPP 建设项目集成管理奠定了实施基础。

2. 大型医疗 PPP 建设项目集成管理框架

（1）项目集成管理理论与方法体系　项目集成管理理论是在一般管理理论、集成管理理论、项目管理理论基础上，以现代系统科学与工程哲学为指导思想，构建形成的方法体系。如图 5.4 所示。

项目集成管理理论与方法体系包括理论体系和方法体系，前者包括基本范围、基本原理、基本模式和运行机制；后者包括分析方法、设计方法、实现方法。项目集成管理方法体系是建立在项目集成管理理论体系之上的。

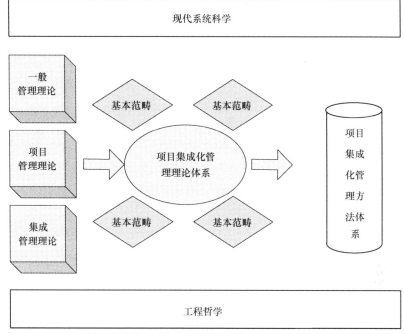

图 5.4　项目集成管理理论和方法体系

（2）大型医疗 PPP 建设项目集成管理框架　在分工理论指导下，工程技术与实施分工越来越细化，而随着项目规模、复杂性、关联度、不确定性不断增加越来越需要综合集成。根据管理生态学和企业重建理论，项目集成管理的核心是将各阶段工作按照其内在联系与规律，重新审视并再造，提高效率、实现目标。价值管理（VM）、项目分解结构方法（WBS）、并行工程、精益制造、合作伙伴协作管理、网络技术等为项目流程再造提供坚实的技术基础。霍尔三维结构核心内容是最优化和目标导向，具有研究方法上的系统性、技术上的综合性和管理上的实践性等突出特点。

本书充分结合大型医疗 PPP 建设项目特点，将项目环境和项目管理三维结构体系进行系统研究，原始创新性的构建大型医疗 PPP 建设项目集成管理框架模型。在实现大型医疗 PPP 建设项目整体系统最优化和整体目标的前提下，根据工程哲学理论、系统科学理论、管理生态理论和战略管理理论，形成时间维——医疗 PPP 建设项目全生命周期过程集成、逻辑维——医疗 PPP 建设项目管理要素集成、知识维——医疗 PPP 项目知识与方法集成的三维系统和项目环境要素集成共同形成的大型医疗 PPP 建设项目管理空间系统结构。如图 5.5 所示：

1）空间环境——PPP 建设项目环境要素集成。大型医疗 PPP 建设项目环境要素集成是指对项目所处的政治法律、经济、社会文化、科技等外部条件和 PPP 政府部门、社会资本方、相关公立医院、项目管理团队、项目执行团队、项目信息、项目文化、项目干系人等内部因素的综合管理。大型医疗 PPP 建设项目为公众提供医疗服务功能，增加了项目外部环境管理的难度，也就必须进一步强化内部要素管理，适应并影响外部环境，建立生态学系统，实现项目整体和谐。

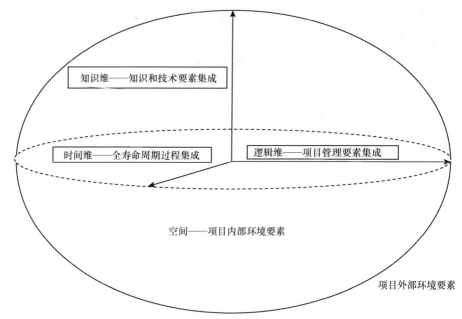

图 5.5 大型医疗 PPP 建设项目集成管理系统框架

2）时间维——PPP 建设项目全生命周期过程集成。大型医疗 PPP 建设项目全生命周期过程集成是指包括从 PPP 项目识别与准备、PPP 项目招商、项目融资、医疗工艺策划、项目可行性研究、规划设计、建造、运营、移交或报废等阶段的项目全过程集成。通过过程集成管理实现 PPP 项目全生命周期整体优化，进行全过程的价值管理，实现全时间维度各个阶段的衔接、相互作用和内在联系，达到 PPP 项目增加医疗服务供给、社会资本方获得合理收益、相关公立医院提高医疗服务能力和水平的目标，增加公众医疗满意度。结合大型医疗 PPP 建设项目特点，必须系统构建 PPP 项目实施方案、交易结构、项目融资、医疗工艺策划等前期工作和项目建造过程，以及后期较长时间的运营的均衡关系，实现全时间维度的 PPP 项目整体价值优化，实现项目目标。

3）逻辑维——PPP 建设项目全管理要素集成。大型医疗 PPP 建设项目管理职能与目标集成是指功能、范围、质量、进度、融资、投资、安全、干系人关系、风险、人力资源、沟通、采购、运营等的综合集成，医疗工艺的管理与实现是医疗建设项目的突出特点和难点。大型医疗 PPP 建设项目中，各种管理职能和目标之间相互联系与制约，直接或间接地影响项目的顺利进行和整体目标实现，通过集成管理使管理职能和目标协调与受控，完成项目各项任务，这也是一个相互作用、不断协调的过程，可以说项目逻辑维集成实质上是项目目标系统的集成。所以，大型医疗 PPP 建设项目管理要素集成应该始终以实现为公众提供优质的医疗服务供给，获得公众满意度提升为根本原则。大型医疗 PPP 建设项目的多干系人合作属性，尤其政府、社会资本、公立医院形成三元合作本体，以及项目全生命周期参与单位及个人，表现为各个干系人不同的管理层次、不同项目阶段、不同的任务、不同的目标和重点、不同文化和价值观，组织界面非常复杂、多样，这就需要进行对项目干系人进行集成管理，促进各个项目干系人尤其是关键干系人的沟通顺畅、协同工作、和谐有序，形成和谐的 PPP 合作伙伴关系，共同实现项目整体目标。

4）知识维——PPP 建设项目知识与方法集成。大型医疗 PPP 建设项目管理知识和方法集成是指对项目建设和运营中的各种知识、工具、技术、定性方法、定量方法进行管理和科学合理的应用，在项目全生命周期中，项目管理通过这些知识和技术发挥作用。在项目集成管理中，为使不同阶段、不同管理工作顺利完成，达到项目不同目标之间的均衡与集成，确保整体目标实现，更需要项目管理的知识和技术综合管理与应用，做到互相补充、相得益彰。在医疗 PPP 建设项目管理中，建立知识共享环境，打造学习型项目组织，促进智慧管理，将项目中积累的知识资源进行整理和规范化，为类似项目提供知识基础。对一般项目管理知识和技术进行知识管理的同时，还要重视医院建设和运营所包含的专有知识和技术，共同进行有效的集成。

3. 大型医疗 PPP 建设项目集成管理系统运行过程

大型医疗 PPP 建设项目集成管理系统运行过程如图 5.6 所示。

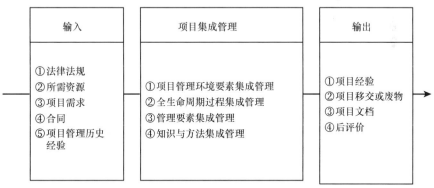

图 5.6　大型医疗 PPP 建设项目系统运行过程

（1）输入　法律法规、所需资源、项目需求、合同、项目管理历史信息。

（2）项目集成管理　项目管理环境要素集成管理、全生命周期过程集成管理、项目管理全要素集成管理、项目知识与方法集成管理。

（3）输出　项目经验、项目废物、项目文档、后评价。

第二节 大型医疗 PPP 建设项目环境要素集成

一、大型医疗 PPP 建设项目环境要素

大型医疗 PPP 建设项目环境包括内部环境与外部环境，项目的内外边界是基于项目全生命周期过程、项目成果和目标、直接参与项目管理和执行工作的干系人及项目直接应用的技术与工具等的，往往项目内外环境相互影响、项目边界相对模糊。内部环境是指项目内部资源和所形成的项目能力状况，主要包括项目经理、项目管理团队、供应方执行团队、项目信息、项目文化以等；项目外部环境是指对项目有影响的全体外部因素，项目外部环境包括一般外部环境和具体外部环境。项目环境对项目和管理成功至关重要，所以项目管理者不仅要完成项目具体任务，还要对项目环境进行有效管理。

（一）大型医疗 PPP 建设项目外部环境要素

大型医疗 PPP 建设项目外部环境包括所涉外部单位和力量，他们能够对项目绩效产生潜在影响甚至影响项目成败，包括一般环境和具体环境[114]。

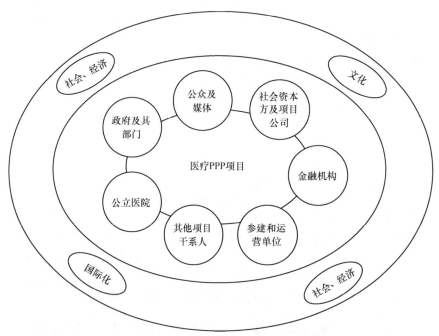

图 5.7 大型医疗 PPP 建设项目外部环境图

1. 一般外部环境

主要包括：社会—经济—环境；文化；标准和规则；国际化等四个方面[115]。

第一，PPP 项目是在一定的社会、经济和环境条件下运作的，都会产生一定积极

或消极的影响,而且影响越来越大。大型医疗 PPP 建设项目为社会提供医疗这一核心公共服务,与社会、经济、环境紧密联系,相互间将会产生更大、更复杂的影响。

第二,文化影响的领域包括政治、经济、教育、种族、宗教、伦理、人口等,影响着人们和组织的互相作用方式的实践、信仰和态度。医疗 PPP 项目为公众提供医疗服务,必然会受到各方面文化因素的影响。

第三,标准和规则覆盖了社会经济各个方面,PPP 项目策划、融资、建设、运营也都必须遵守相应的标准和规则。国际标准化组织(ISO)定义,标准是"一个公认的组织批准的文件,是为了普遍地和重复地使用,而为产品过程或服务提供的准则、指导方针或特征,不具有强制性";规则是"规定产品、过程或服务特征的文件,包括适用的行政管理条例,是强制性的"。国际上已有比较成熟的有关 PPP 项目的标准和规则,我国也出台了大量的 PPP 文件,如 PPP 实施方案编制指引、物有所值评价指引、政府财政支付能力评价指引等,还有如建筑法、招标法、设计规范、施工规范、中国医院建设标准等。项目管理团队应充分了解各项有关标准和规则,根据项目特点进行整理、明晰。

第四,随着我国改革开放不断深入和经济全球化,PPP 项目建设开始超越国界,包括工程咨询与项目管理、融资、设计施工、设备材料采购、运营维护等都可能引进国外的资源、资金和知识等,同时也要考虑时差、节假日等,以及政治不稳定因素等。

2. 具体外部环境

项目具体外部环境指对项目产生直接影响并与项目目标实现直接相关的要素,主要是项目外部的干系人单位。项目干系人是个人小组或组织,他们可以影响,或被影响,或者自我感知被一个决定、活动项目的成果所影响。这些项目干系人为项目提供有价值的输入,并发挥至关重要的作用。项目干系人一般包括但不限于项目经理、发起人、客户、受益人、执行组织、项目管理办公室、治理委员会、供应方、政府行政主管部门、竞争对手和潜在客户、群体。

大型医疗 PPP 建设项目外部环境要素主要包括:政府及其 PPP 实施和监管部门、社会资本方、金融机构、相关公立医院、项目公司、项目管理、工程咨询、规划设计、总承包商、分包商、设备材料供应商、运营单位和公众、新闻媒体等其他项目干系人。

第一,政府及其 PPP 实施和监管部门。大型医疗 PPP 建设项目根本目的是为公众提供优质的医疗服务,具体讲就是建设项目详细的服务功能需求和运营要求,这些要求是以政府宏观政策和总体发展规划为依据的。PPP 项目政府与社会资本方形成合作伙伴关系,政府一般处于主导地位,包括项目谋划、PPP 咨询与评审、招标招商、全过程监管、绩效评价、支付对价、接收项目等,同时还有一系列固定资产投资审批和基本建设审批流程,包括项目建议书、可行性研究、环保、规划、建设、土地、技术监督、安全监督、人防、消防、地震、气象、交通等,政策法规的变化和各部门审批要求和流程的调整都会直接影响项目的建设。

第二，社会资本方。社会资本方承担着项目融资任务和 PPP 项目总体组织运作、医疗服务效果及其成本。设立的项目公司更注重项目范围、进度、投资、质量、安全、功能等总体目标及医院运营的可靠性和经济性的实现。

第三，相关公立医院。大型医疗 PPP 建设项目一般需要公立医院的参与，而且十分重要，成为与政府及其部门、社会资本方共同组成的医疗 PPP 三元合作本体。公立医院注重医疗服务功能和布局流程的科学性、合理性、便利性及运行的可靠性、经济性。

第四，金融机构。根据项目实际一般需要较大的融资规模，金融机构不论是参与项目公司资本金的投资还是贷款融资，对项目的顺利进行都有非常重要的影响，同时也承担了一定的风险。资金的及时足额到位和适时退出，以及资金成本的控制，是大型医疗 PPP 建设项目成败的关键。

第五，供应方（参建和运营单位）主要包括项目管理、工程咨询、工程监理、规划设计、总成承包商、分包商、设备材料供应商、运营单位及其他参与单位。项目公司通过招标或委托及时确定符合项目需求的参建单位和资源，根据合同完成任务，由于项目的规模、医疗功能流程复杂、技术难度、多参与方等条件，项目建设复杂而困难。医疗 PPP 项目运营包括一般物业、保洁、保安、停车、商业、餐饮，还包括净化专项维保、大型医疗设备维保、医疗垃圾管理、医院污水处理、医院信息化、辅医服务、患者陪护、营养食堂、太平间管理、医药物流等，可以说医院运营绩效，直接影响医疗服务的效果，决定 PPP 项目成败。大量项目实践证明，大型医疗 PPP 建设项目组织管理和成果交付任务是非常艰巨而具有挑战性的，需要各个参建和运营单位不仅具备一般技术和管理能力，还必须具备医疗建设专业的能力和经验，甚至是聚焦的专注的。

第六，公众和新闻媒体。PPP 项目目的是为公众提供公共服务，所以公众的参与和监督尤为重要，如需求调查、价格听证、服务绩效、公众满意度、公众监督等，所以大型医疗 PPP 建设项目必须坚持公开、公平、公正的原则，可以说公众满意是 PPP 项目的第一目标，对于医疗 PPP 项目具体包括患者满意度、医患关系、社会监督员制度等。新闻媒体是当今社会有效的监督方式，充分利用媒体的力量有效监督包括政府及其部门、社会资本方、公立医院和其他项目干系人，让 PPP 项目在阳光下运行。

第七，其他项目干系人。其他项目干系人范围广泛，包括同行、项目周边居民等，在不同程度上影响着项目的顺利进行和项目的成功。

3. 外部环境因素对大型医疗 PPP 建设项目的成功有重大影响 [107]

第一，大型医疗 PPP 建设项目谋划必须从顶层和宏观环境角度出发，符合社会经济发展规划和公众医疗服务需求，所以 PPP 项目必须充分调查研究，考虑环境影响，识别项目需求，这样才能为社会和公众提供更多、更好的服务，实现项目价值。

第二，PPP 项目生命周期过程就是项目与外部环境相互作用的过程，直接影响 PPP 实施方案、规划设计、建设方案、运营模式等。项目实施需要从外部获取资源、资本、知识等条件，受外部环境的制约，所以如果对外部环境条件不熟悉或者忽视其影响，项目很难顺利进行，甚至导致失败。

第三，外部环境条件的不确定性及变化对项目的影响，会给项目带来很大风险。PPP 项目合作时间长、涉及环境因素多，环境变化对项目的影响是复杂多样的，有时会促进项目顺利进行，有时则会造成干扰致使政策变化导致 PPP 合同执行困难、总体计划偏差、融资不利、价格调整、公众不满、媒体曝光等。国家经济发展状况、法律法规、金融体制、行业政策、地方政府诚信、相关公立医院功能需求、社会资本方融资、项目公司项目管理能力是大型医疗 PPP 建设项目最大的外部影响因素。

研究和实践中，为进一步识别外部环境中不同要素对于不同项目产生的不同影响，项目管理团队通常采用环境扫描、预测和标杆比较等环境评估技术，以充分利用积极因素、化解不利因素，确保 PPP 项目顺利进行，并获得成功。

综上所述，为确保大型医疗 PPP 建设项目顺利成功，必须进行全面的环境调查研究，充分利用外部环境因素和条件，对环境进行有效管理，积极协调并施加影响，降低环境风险。否则可能由于政治、经济、社会、文化、技术等外部环境因素一个很小的变化，造成项目本身的剧变，甚至导致项目失败。

（二）大型医疗 PPP 建设项目内部环境要素

大型医疗 PPP 建设项目内部环境是指项目内部的特定资源和相应的能力状况，主要包括项目组织及其结构、项目团队（项目经理及项目管理团队、供应方项目执行团队）、项目信息、项目文化等要素。如图 5.8 所示：

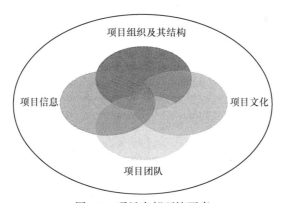

图 5.8 项目内部环境要素

1. 项目组织及其结构

从系统论和管理生态学出发，大型医疗 PPP 建设项目中的组织是指项目参与各方为了实现优质医疗服务供给这一共同目标，收益共享、风险分担，按照合作伙伴关系原则，通过组织设计构建成结构科学合理、项目资源有机组合、运行高效的集成体。在大型医疗 PPP 建设项目由多个参与单位承担不同任务，根据大型医疗 PPP 建设项目特点、参与单位能力和政策要求，构建形成了不同的项目管理组织模式。

项目组织是一切管理活动的中心，是各项管理职能的依托平台，在实现项目目标的组织、管理、经济和技术各项措施中，组织措施最为重要，是项目目标能否实现的决定性因素。大型医疗 PPP 建设项目管理作为一个有机系统，包括系统的组织结构、组织分工和业务流程，项目管理模式就是各个生产要素相结合的结构形式，进行项目资源科学有效配置、项目组织活动有机协调、改善信息沟通效果、并有利于对项目组织活动的有效监督和管理。

项目管理组织结构优化主要包括扁平化、柔性化、虚拟化、边界泛化等方面。此外，建立项目组织动态联盟对优化界面管理、化解冲突、形成项目组织合力具有积极的作用。动态联盟又称虚拟企业（Virtual Enterprise，VE）、虚拟组织（Virtual Organization）、网络组织（Network of Enterprise），最早于 1991 提出动态联盟基本概念，认为动态联盟是一个以产品创新为宗旨的、由市场机遇驱动的、集成适当资源所形成的工作小组。具有临时性的特征，它随机遇的产生而产生、随机遇的逝去而消亡，动态联盟可以由公司内不同部门以共同利益和相互信任（而非上级意志）合作构成，也可以由不同国家、不同公司联合而成。动态联盟实际上不是一种组织结构，而是一种组织的外部协作关系。动态联盟内成员间的关系是合作、协调而非命令控制，因此，动态联盟是一种组织关系网络化发展的结果，是多个成员企业组成的一种网络化组织，而盟主企业作为动态联盟的发起者，是网络化组织的核心。组建动态联盟可以缩短产品生产时间，降低项目总成本及提高企业敏捷性、优化社会资源配置。大型医疗 PPP 建设项目采用项目动态联盟管理后，使政府及其部门、公立医院、社会资本方、金融机构、设计承包等供应方系统全面地考虑医疗服务功能和根本目标，提高建设项目的社会效益和经济效益，满足干系人期望。

加强项目界面管理非常重要。项目界面指项目各部分的联系，包括以下三类：组织界面、技术界面、人际关系界面。组织界面指不同组织之间正式和非正式的关系，大型建设项目一般参建方较多，组织界面较复杂。项目组织的边界是弹性的、模糊的和开放的，项目组织总是随着内外环境的变化、项目的进程、人员的调整而需要不断改进和发展。技术界面指不同技术专业间的关系，在整个项目生命周期中存在着大量的技术界面关系，策划、规划、建筑、结构、机电、室外工程、相应项目的特殊要求等。人际关系界面指项目管理团队成员之间以及供应方项目执行团队之间的关系。做好项目界面管理，处理好组织之间、专业之间、人际之间的关系，创造和谐项目环境，促进项目顺利实施，实现项目目标。

目前项目组织管理模式，主要包括设计招标建造模式（Design-Bid-Build，DBB）、设计建造模式（Design-Build，DB）、建设管理模式（Construction Management，CM）、工程总承包（设计采购施工）模式（Engineering-Procurement-Construction，EPC）、项目管理模式（Project Management，PM）、项目管理团队模式（Project Management Team，PMT）、合作伙伴（Partnering）模式、项目总控模式（Project Controlling，PC）、项目集成交付（Integrated Project Delivery，IPD）等。大型医疗 PPP 建设项目合作各方，根据具体项目实际情况，选择适当的项目组织管理模式。

2. 项目团队

项目团队包括项目经理和项目管理团队、供应方项目执行团队。

（1）项目经理和项目管理团队 项目经理指发起人或客户任命的对项目总体目标执行负责的人。项目管理团队由发起人或客户与项目经理一起组成的，完成各项项目工作的管理队伍，这个团队可能是包括项目组织内部委派的或招聘的，也可能是委托外部供应方提供的，这些供应方团队是基于协同项目经理负责项目管理、共同对项目整体目标实现负责，如项目管理公司、工程监理公司、工程咨询、工程造价等派驻项目的管理团队。

大型医疗 PPP 建设项目根据选择的项目组织管理模式，项目管理团队可以是自行组建的、委托管理的或二者结合的。PPP 项目管理团队指政府及其实施部门、公立医院、社会资本方及项目公司共同确认，委派负责本项目的管理人员或委托的项目管理单位，站在面向 PPP 项目全尺度的角度，面向 PPP 项目全生命周期、全部参与单位、全部项目管理职能和目标，以实现 PPP 项目为公众提供优质公共服务供给为根本目的，达到参与各方收益共享、风险分担。项目管理团队包括项目经理和其他成员，是项目干系人中最重要的，直接负责项目计划、组织和管理，其技术、管理、融资、运营能力直接影响项目的成败。大型医疗 PPP 建设项目管理团队在政府、公立医院和社会资本方共同构建的合作伙伴体系下，以实现优质医疗服务为项目总体目标，确保项目实现功能、范围、质量、进度、投资、安全、运营目标，达到合作各方收益共享、利益分担，提升公众对医疗服务的满意度。

（2）供应方执行团队 供应方项目执行团队，是指基于项目执行与构建的供应方派驻现场的团队，如工程总承包方、规划设计方、分包方、设备供应方、材料供应方、运营方、金融机构等项目经理部。供应方项目执行团队，主要依据采购合同约定，完成履约，执行约定的项目任务。供应方执行团队，具有双重性，既为项目执行完成大量工作，促进项目目标实现，又与项目管理团队有利益博弈，带来一定的项目风险，如对工程质量、进度、成本、范围等都会有较大的影响。

（3）强化项目管理团队 项目管理团队是项目战略管理的制定者和发起者，也是项目全生命周期过程每一项项目工作的启动组织者和控制者，工作成效直接影响项目的成败。项目管理团队必须坚持"敬业、合作、严谨、求精"的精神，充分践行"预见、跟进、可操作、系统思维、持续改进"的管理方法，共同努力实现项目目标。

项目管理团队及其成员应具备土木工程技术、一般管理理论、项目管理技术和能力。美国项目管理协会（PMI）认为，项目经理应具备较强的管理能力，激励员工克服困难取得成功，赢得业主和政府有关部门的信任，主要包括坚强的领导能力、充分获得资源的能力、权衡项目目标的能力、组建团队的能力、非凡的沟通能力、处理人际关系和政治的能力、管理时间的能力、管理风险应对危机和处理冲突的能力等[115]。项目管理团队的组建和成长、成熟，对项目的成败起着关键作用。

在大型医疗 PPP 建设项目中，项目管理团队应密切关注政府各项法律、法规和政策，实时把握项目功能需求及变化，各项管理活动以项目目标为导向，同时确保所有供应方严格履行，并积极应对各种项目风险。

项目管理团队必须注意确保获得的资源能满足需要，包括同类项目经验，个人特点和兴趣与团队偏好是否协调，管理和专业技术能力及熟练程度等方面。由于项目人员来源不确定性和一定的临时性，不同项目阶段可能会存在人员的变更，为确保项目管理团队成员全身心地工作，团队建设至关重要，如召开沟通会、聚餐、共同编制计划或参与决策，目的要创造开放、自信、团结、和谐的氛围，增强归属感，提高责任感，同时加强培训和激励，建立项目管理团队一致性对项目成功非常重要。值得注意的是，冲突管理也是项目团队建设的重要内容。

3. 项目信息

项目信息流包括项目与外部的信息交换和项目内部信息交换。

大型医疗 PPP 建设项目与外部信息交换包括一般外部环境输入信息（如环境情况、政策情况、公众满意度等）和具体外部环境系统（如政府、公立医院、社会资本、金融机构）给项目的指令和要求；以及项目向外部输出的信息，如各种申请、项目绩效报告等。项目内部信息交换，即 PPP 项目实施过程中各种内部沟通而产生大量信息，如 PPP 实施方案、合同、管理规划和细则、项目管理制度、图纸、会议纪要、通知、联系单等。

项目信息种类很多，呈多元化，包括项目基本信息（设计文件、项目手册、各种合同、设计文件、计划文件）、现场工程信息（实际工期、成本、质量，如日报、月报、重大事件报告、设备、劳动力、材料使用报告及质量报告）、各种指令、决策方面的信息、外部进入项目的环境信息等，分别来自各个参与方及不同阶段。如某一阶段或某一参与方提供的信息通常会被后续阶段或其他参与方使用，然而由于现有的项目管理信息系统往往局限于某一阶段或针对某一方面，加上不同参与方信息获取和处理的渠道和方法各异，造成信息的大量重复、重叠、遗漏和失真，很难实现信息的顺利传递、分享，项目管理的重要任务就是要确保这些信息组织、有序、快速、畅通。大型医疗 PPP 建设项目的合作伙伴关系属性和公共服务属性，尤其需要做到项目信息准确、公开、透明。

集成化的建设项目管理系统，是通过网络技术和计算机数据库技术的应用，结合项目管理理论，实现对项目全过程的管理和控制，建设项目的各个阶段、各管理要素、各干系人的信息共享，消除了时间和空间给项目各阶段间沟通带来的障碍，为项目管理职能部门和各级领导提供决策支持信息，提高管理人员的工作效率，实现项目目标。该信息系统和传统的项目管理信息系统相比功能上有以下主要特点。

大型医疗 PPP 建设项目全生命周期管理信息的集成，是指将项目全生命周期中各阶段、各个环节的管理信息通过充分的交流和控制集成为一个整体，使得项目管理信息准确、充分地传递，各个阶段的项目干系人能进行有效的沟通与合作，以及下阶段参与方能完整准确地获得上阶段信息。管理要素信息集成需要针对项目全生命周期中不同阶段对这些管理要素、尤其是核心要素进行通盘规划和考虑，以达到对项目的全局优化。

4. 项目文化

挪威学者安德森认为项目文化就是基层组织对项目工作的态度和理解[116]。项目文化可分三个层次：一是表象层，在项目活动中产生很多本项目特有的语言、习惯、办事方式等；二是制度层，逐步形成了一些特定的行为规范、人际关系、信息交流方式，形成制度化；三是价值观层，确立认识和解决问题、衡量事物及满意度的无形的准则，成为思想行为指南。三个层次相互作用、相互影响。

项目文化的特征包括"五统一"：隐性的意识、心理、价值观和显性的组织、结构、规范、形式的统一；柔性的认同、约束和刚性的目标、制度的统一；项目成员的个性和项目集体的共性的统一；项目文化的一次性、临时性的与可传播性统一；项目文化形成于项目管理过程与作用于项目管理统一。优秀项目文化能够大大促进项目顺利进行并取得项目成功，包括提高管理效率、创造良好氛围、激励、约束。大型医疗 PPP 建设项目文化是项目共同价值观、思想认同感、行为规范和项目氛围，具体包括领导艺术及风格、管理方式方法、成员素质、成员信仰、人际关系、合作伙伴关系等，是项目内部环境的综合表现。项目文化对项目成员的行为、态度具有影响力，从而内在地决定了行为方式。大型医疗 PPP 建设项目的合作伙伴关系属性、长时间轴属性、公共服务属性尤其需要建立优秀的 PPP 项目文化，促进项目成功。

根据目前我国大型建设项目管理现状，项目文化建设需要灌输和渗透两种方式，并应以灌输式为主。项目初期应强化对员工的正面宣传、演示、培训和考核，使项目全体成员较快地掌握合作多赢理念，尽早进入和谐状态。项目经理作为项目责任人是最重要的角色，对项目文化的形成具有不可替代的示范效应，管理理念、思维特点、行为方式及所体现出的价值观对项目成员有极大的影响，既是表率又是对项目成员的要求。在项目团队中建立一种共同意识，并升华到形成项目整体合作精神的高度，这样各个成员就会相互帮助、协同配合。此外，还应针对个体的差异采取灵活措施和手段，因人施管、人尽其才、事得其人、人事相宜，既注重项目成员的技术活动，也注重整体项目活动，还应关心成员的教育、培训、社交、休息和文娱，创造宽松和谐的氛围。

二、大型医疗 PPP 建设项目环境要素集成模型

1. 大型医疗 PPP 建设项目环境要素集成的涵义

大型医疗 PPP 建设项目环境要素集成，项目管理团队以促进项目时间维、逻辑维、组织维的集成为导向，系统、深入分析项目内外环境要素相互关系和影响，并进行有效管理和综合集成，相互补充、相互支撑，形成大型医疗 PPP 建设项目的管理基础和保障，实现项目总体目标。

2. 大型医疗 PPP 建设项目环境要素集成模型

大型医疗 PPP 建设项目环境要素集成模型，如图 5.9 所示：

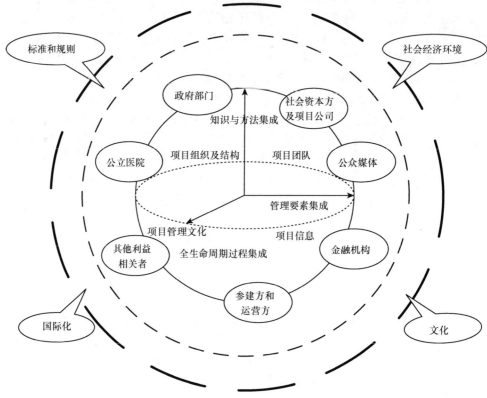

图 5.9　大型医疗 PPP 建设项目环境要素集成模型

第六章 大型医疗 PPP 建设项目三维系统集成

第一节 大型医疗 PPP 建设项目全生命周期过程集成

一、大型医疗 PPP 建设项目全生命周期过程集成的涵义

1. 建设项目全生命周期过程定义

任何项目都是产生、发展到结束的过程，时间的有序性是事物运动的客观规律。A.Metry 等认为，建设项目全生命周期（Life Cycle，LC）是指从建设项目谋划到结束的全过程，在全生命周期中建设项目经历前期决策即启动阶段、开发即设计阶段、执行即施工阶段和投入使用（即营运阶段）共四个阶段[117~120]。如图 6.1 所示：

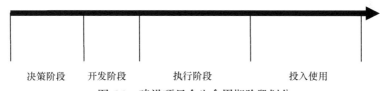

图 6.1 建设项目全生命周期阶段划分

针对建设项目全生命周期过程划分，ISO 在《Classification of information in the construction industry，简称 ISO/TR14177》中，将建设项目全生命周期划分为建造（Creation）阶段、使用（Use）阶段和废除（Decommissioning）阶段，其中建造阶段又进一步细分为开始（Inception）、设计和施工。如图 6.2 所示：

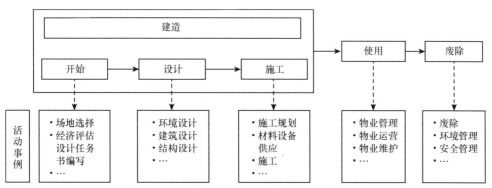

图 6.2 ISO 对建设项目全生命周期的阶段划分

2. 大型医疗 PPP 建设项目全生命周期过程划分

根据我国有关 PPP 文件和固定资产投资基本建设程序要求，并结合大型医疗 PPP 建设项目特点，项目全生命周期过程划分，如图 6.3 所示：

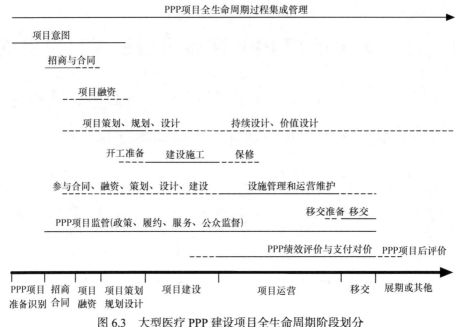

图 6.3　大型医疗 PPP 建设项目全生命周期阶段划分

3. 大型医疗 PPP 建设项目全生命周期过程特点

综上所述，大型医疗 PPP 建设项目过程具有以下特点：

（1）PPP 项目模式收益共享、风险分担。合作伙伴各方在项目全生命周期内责任清晰、任务明确，从项目整体角度责任主体明确，所以必须具备全过程思维的管理理念，进行集成管理。这样也就改变了过去传统模式下项目管理者和参建单位只负责某一阶段或某一项工作，造成责任不清、管理分割的弊端。

（2）PPP 项目全生命周期过程一体化特点，需要项目集成管理。PPP 项目是从决策、融资、设计建设、运营和设施管理、PPP 监管和绩效评价各个阶段不是单一、分割的，是前后联系、一体化的；是包括功能、范围、质量、时间、投资、安全、运营等全生命周期目标体系一体化的。

（3）各个阶段和各项任务过程关系是相互制约、相互影响的，为提高项目管理效率，促进项目进度，经常采用平行流水结合的综合计划，需要综合集成。如 PPP 项目实施方案、物有所值评价等会对项目全过程全尺度产生根本影响；具体采用的项目组织管理模式决定项目具体运行方式；项目融资结构和成本影响项目建设和运营、项目运营模式又影响着 PPP 实施方案和规划设计工作；项目场地和基础设施条件影响设计建设的总体进程、项目规划设计既制约着项目开工，又是工程手续办理的必要基础资料，持续设计为运营维护和设施管理提供技术保障；PPP 项目监管和绩效评价影响着 PPP 对价支付和运营维护工作等，这些关系的总体把握与处理，是大型医疗 PPP 建设项目顺利实施的重要因素。

（4）大型医疗 PPP 建设项目以最终提供优质医疗服务为根本目标。项目全生命周期都是医疗服务功能实现导向化的，需要服务功能的集成和优化。医疗建设项目实现优质医疗服务功能在技术和管理上都有很大的难度，所以需要在项目决策阶段开始就要尽力准确、全面地识别需求和定义功能，再加上随项目时间进展各种内外环境的不确定性，所以需要项目全生命周期的持续进行服务功能优化和改进。

（5）大型医疗 PPP 建设项目各个阶段各项任务分别需要输入和输出大量信息，需要进行项目全生命周期信息集成管理。这样大大改善过去不同阶段的项目管理信息支离破碎，造成信息孤岛的情况，从而实现有效、及时、全面的信息沟通。

综上所述，为解决大型医疗 PPP 建设项目传统管理模式的弊端，实现项目整体目标，对其全生命周期过程进行集成管理十分必要。

4. 大型医疗 PPP 建设项目全生命周期过程集成的涵义

大型医疗 PPP 建设项目全生命周期过程的集成以实现项目全生命周期目标体系为目的，以系统论和过程观点，管理项目从 PPP 实施方案、项目融资、项目策划、规划设计、建设实施、运营和移交的全过程各阶段及相应任务之间的关系，实现有效衔接和界面优化，以医疗服务功能为全过程导向，实现项目总体目标。

大型医疗 PPP 建设项目全生命周期过程集成具有以下优势：

（1）通过集成管理　实现大型医疗 PPP 建设项目全生命周期公共服务功能最优化。在项目全生命周期各个阶段都不断关注项目的服务功能，并持续改进。如在项目 PPP 实施方案和项目可行性研究报告中，应充分调研项目的背景和项目的必要性，识别服务功能需求，明晰社会效益、经济效益和环境效益；规划设计，随着工作深入更加关注服务功能甚至细节，如医疗服务功能是否齐全、布局流程是否科学合理、空间场景是否符合人性化要求等。实施阶段是项目策划和设计意图的实现过程，项目的可操作性和细节是这一阶段的重点。运营阶段是医疗服务直接提供的阶段，如功能流程是否便于医务人员工作；环境的温度、湿度、照明、通风等是否能为医患提供良好的就医环境；此外运营是否经济高效，也影响服务功能的实现。

（2）通过集成管理　确保大型医疗 PPP 建设项目各个阶段过程关系科学合理，形成有机系统。根据项目阶段和任务的特点，科学合理安排，对顺序流水的任务做好相互间的衔接；对平行关系的任务组织好相应的资源和技术准备；对相互间存在影响的任务，增强联系，确保信息完整与准确，确保项目顺利、高效运行。

（3）通过集成管理　确保大型医疗 PPP 建设项目全生命周期信息充分、有效沟通与共享。打破信息孤岛，形成信息网络，充分利用信息，实现项目目标，促进知识管理。

（4）通过集成管理　实现大型医疗 PPP 建设项目全生命周期价值管理。PPP 项目由政府和社会资本合作，政府支付对价，本质上还是政府投资建设，提供优质公共服务，所以合作双方共同目标是实现项目全生命周期价值最大化，既要关注建设实施也要重视运营维护，甚至包括 PPP 合同期满移交，要实现全过程的社会效益、经济效益和环境效益综合价值最大化。

在项目实践中，大型医疗 PPP 建设项目各阶段、各任务之间关系错综复杂，技术复杂性、医疗专业复杂性和管理复杂性都很高，项目目标统一、各个阶段有机结合、信息沟通充分、界面管理高效是实现项目全生命周期过程集成的关键。

二、大型医疗 PPP 建设项目全生命周期过程集成理论和方法基础

1. 项目全生命周期目标体系

ISO10006 中项目目标定义为：项目目标应描述达到的要求、使用时间、成本、产品特性来表示，并尽可能量化描述，项目过程实施是为了达到规定的目标，包括时间、费用和资源约束条件，即传统的质量、费用、进度三大目标。在项目可行性研究和评价中，提出将评价指标分为功能指标、技术指标、经济指标、社会指标、生态指标五大类，即建设项目五大目标。目前研究认为项目目标需要从质量、费用、进度三大控制向干系人满意转变，提出了建设项目的综合性目标，其中包括全生命周期成本最少或合理、安全性、服务水平最高或适宜、承载力和抗疲劳能力最高或充分、最低或有效速度的衰败、最少的服务中断次数、施工阶段噪声、空气污染和环境污染[121~124]。可以看出，传统的三大目标主要集中在建设阶段又有技术化导向，弱化了决策阶段和运营阶段对总体目标体系实现的作用，忽视了项目与内外环境的相互作用，降低了项目的可维护性和可持续性，造成项目全生命周期目标失衡。

项目目标系统是一种层次结构，将建设项目的总目标分解成子目标，子目标可再分解成可执行的第三级目标，如此分解下去，即形成层次性的目标结构系统。项目目标系统的建立可采用项目结构分解（PBS）与工作结构分解（WBS）法。如图 6.4 所示：

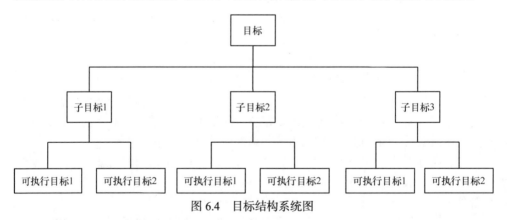

图 6.4   目标结构系统图

2. 项目全生命周期信息管理

项目信息是指报告、数据、计划、安排、技术文件和会议等与项目具有联系的各种信息，包括谈话、文字、会议、培训、电话、网络等形式。项目信息在整个项目实施工程中起着非常重要的作用，决定项目的成败，因此需要对项目信息进行系统科学的管理[125]。项目信息表现出如下特点：信息量大、系统性强、传递困难、反馈滞后，

所以在项目信息管理中需要做到确保项目信息准确、及时、可靠、适用，其中信息的可靠性除与信息的精确度有关，还与信息的完整性成正比，也就是确保项目信息全面、系统、连续。项目信息主要包括与项目外部环境的信息和项目内部的信息，信息流的形式与项目组织管理的模式直接相关，包括自上而下、自下而上、网络化传递等。

项目信息管理就是收集、整理、处理、存储、传递与应用的过程，其目的是进行有效的项目沟通管理，促进项目各项工作进展。在项目全生命周期信息管理中特别是信息通畅交流与共享是项目过程集成的前提，所以需要构建一个确保项目信息有效沟通的集成化的管理信息系统。

3. 项目全生命周期统一的项目结构体系

构建项目分解结构和编码体系标准，使其成为项目全生命周期各个阶段和各参与方之间进行信息交流的工具和基础。如图 6.5 所示：

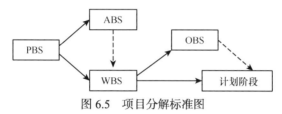

图 6.5　项目分解标准图

PBS：Project breakdown structure；ABS：Assembly breakdown structure
WBS：Work breakdown structure；OBS：Organization breakdown structure

只有构建项目全生命周期过程，项目各个参与方都要共同遵守的项目分解结构，才能很好地实现项目全生命周期过程集成化管理。

建立统一 PBS 体系是要建立以项目管理为中心的决策、项目融资、计划设计、建设实施、运营、移交项目过程系统。归纳分析如下[126]：项目分解，包括结构化分解方法和过程化分解；项目过程分解，包括项目实施过程和项目管理过程分解；项目结构分解，包括实施过程分解、功能任务分解、专业要素分解。

4. 项目全生命周期界面管理

项目界面管理主要包括项目组织界面、项目过程界面和项目任务界面三个方面。

项目组织界面管理一般应用组织分解结构（OBS）方法进行，主要包括四类界面关系，如图 6.6 所示：

外部组织层次：包括政府及其实施部门、监管部门、PPP 咨询单位、公立医院、社会资本方、金融机构、参建和运营单位和公众、媒体等。

项目管理组织层次：包括政府及其实施机构代表、监管人员、项目公司、项目管理咨询单位（项目策划、项目概念设计单位、

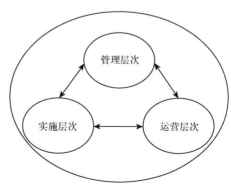

图 6.6　项目组织界面层次

项目管理、工程监理、工程造价、招标代理等）。

实施组织层次：规划设计、施工总包和分包、材料设备供应商建设实施单位。

运营维护组织层次：运营管理及实施单位，经营管理、设施管理、物业管理等。

每一个组织层次又包含大量的组织界面关系。对这些复杂的项目管理组织界面进行有效的管理，形成统一的项目管理理念和项目通用的管理方法与语言，建设优秀项目文化，是大型医疗 PPP 建设项目全生命周期过程集成的基础。

项目过程界面管理一般使用过程分解结构完成。英国皇家特许建造学会（The Chartered Institute of Building，CIOB）对工程建设项目建设程序的划分基于以下的流程图，如图 6.7[127]所示：

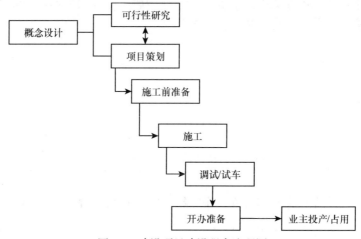

图 6.7　建设项目建设程序流程图

项目管理过程界面。美国项目管理协会（PMI）将项目管理过程分为五大项目管理过程组：启动过程组，定义一个新项目或新阶段；规划过程组，明确项目范围，界定和优化目标，制定并优选方案，实现项目目标；执行过程组，按计划配置资源，执行计划，达到项目规范要求；监控过程组，跟踪、审查和调整项目进展和绩效，识别变更并启动变更，实施纠偏措施，从而确保项目目标的实现；收尾过程组，完结所有活动，正式结束项目或阶段。如图 6.8 所示：

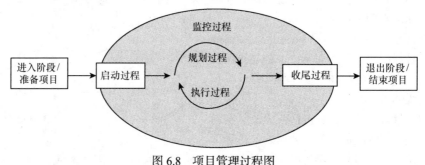

图 6.8　项目管理过程图

　　在大型医疗 PPP 建设项目中,项目过程和项目管理过程是由相对独立的阶段或工作组成的,但相互之间又是重叠、交叉的,二者表现为泛边界。比如 PPP 实施方案和项目融资相互影响,设计和施工相互重叠,各个部门监管和审批交叉办理。项目管理过程,启动、计划、监控、实施、收尾不断动态循环。

　　项目任务界面管理一般在项目分解结构和工作分解结构方法和任务程序标准化基础上完成。工作分解结构(Work Breakdown Structure,WBS)是将项目可交付成果和项目工作分解成较小的、更易于管理的的组建的过程,这里"工作"一词指的是工作产品或可交付成果,而不是活动本身。按照 ISO10006 的规定:"应将项目系统分解成可管理的活动,以满足顾客对产品和过程的需求"。按照这一条的解释,这项工作结果即为 WBS[128] "作为计划前的计划,设计前的设计"[129]。WBS 定义项目的总范围,项目范围说明书的全部去工作。任务程序标准化是指要有完整的经过实践的项目管理规定、程序和手册,工作方式方法形成标准化,并对管理对象和管理职能准确定义和细化。

5. 项目全生命周期过程重组

　　1993 年,美国的 Michael Hammer 与咨询专家 James Champy 提出企业业务流程重组(Business Process Reengineering,BPR)的思想,对企业的业务过程进行基本的再思考和彻底的重设计,使得企业在成本、质量、服务、速度等关键的业绩指标上获得巨大提高[130]。建设项目过程是由相互关联的各个阶段和包含的各项任务组成的,传统认识造成相互独立、彼此分裂,不能形成全生命周期全过程优化,大大降低了项目管理的效率和效果。近年,很多研究关注建设过程的重组和重设计,提出了"建设过程重组"(Construction Process Re-engineering,CPR)和"精益建设"(Lean Construction)等概念。

　　顾基发和唐锡晋提出"物理—事理—人理(WSR)"方法,"物理"指人类对物质世界规律认识所得到的科学知识,它需要的是真实性,进行功能分析;"事理"指基于现实世界、现实社会的一些概念、规律产生的做事的道理,进行逻辑分析;"人理"就是充分发挥人的创造力,研究如何利用人的理性思维的定性、连续、多层次和阶序性及形象思维的综合、灵活和创意性,借助"物理"、"事理"去组织最佳的综合动态实践活动,进而产生最大的效益[131]。WSR 是一个包含许多方法的总体方案,是众多方法的综合统一,根据实践活动的不同性质,将方法库层次化、条理化、系统化、规范化,既包含"硬"系统的方法,也包含"软"系统的方法。业务流程再造是对业务过程所进行的基本再思考和根本上的再设计,以显著改善如成本、质量、服务和速度这样一些关键性的现代绩效指标。首先在原有业务流程基础上,对传统项目管理的业务流程进行分析,应用 WSR 系统方法,提出业务流程再造的策略。

　　大型医疗 PPP 建设项目全生命周期过程重组是指以项目公共医疗服务为根本目标,通过不同阶段、不同业务、各个参与方的信息交换与共享,提高项目过程的可预见性,建立项目全生命周期过程集成管理的一整套方法,实现项目全生命周期过程平衡。这一过程包括过程重组的准备、原有过程的分析、新过程的设计、新过程的实施、持续改进五个环节。

6. 并行工程原理

1988 年，美国国防部提出并行工程，并逐步形成成本设计理论与技术方法体系。并行工程是集成地、并行地进行项目设计及其相关的各种过程（包括实施过程与支持过程）的系统方法。1996 年，Prasad 提出并行工程基本原则[132]：早发现问题，容易解决；早期变更，利于决策；工作结构化，利于任务独立完成，实现平行安排、缩短工期；团队合作，实现整体优化；知识运用，信息共享；项目文化，理解协作；协调组分工明确，责任清晰；项目目标整体一致，保障各方利益。Jafaari 认为建设过程可分解成一些纵向的"簇"，这些"簇"包含多个上游和下游活动。并行工程是项目协调组对项目系统从项目整体上考虑，而不是将其看作装配件的简单拼凑。

Anumba 提出了并行工程运行方法：识别项目需求和要求；提高项目质量，满足运营维护要求；对设计、施工和运营过程进行集成；项目各阶段综合上下游活动，以全生命周期为对象；决策和设计阶段，充分考虑各种冲突；设计阶段与其他阶段的并行[133]。Peter Love 等分析了并行工程与项目效益关系[134]，其重要特点在于以业主为中心的项目协调组，并尽早介入，各项目组成员明确项目目标及分工和任务，实现整体目标的一致化，同时减少和优化活动界面和各种变更，降低工作重复率，实现项目利益最大化。

大型医疗 PPP 建设项目全生命周期过程集成并行工程的运用，不能仅限于建设阶段，应该贯穿项目全生命周期，建立一种各个参与方积极、广泛参与整个项目过程的机制，形成信息共享与知识管理。所以，尽量在 PPP 项目准备与识别、项目融资、项目策划、规划设计等前期决策阶段，建立各个参与方的参与和协作机制，从而实现后续阶段的有效并行。

大型医疗 PPP 建设项目各个阶段、各项工作之间复杂联系，不仅需要各方专业的的知识、能力和经验，更需要协调好各种界面冲突，统一思想、通力合作，做到项目全生命周期角度整体优化，实现项目过程集成管理。

7. 过程建模技术

建模技术是构建建设项目全生命周期过程集成的重要工具，从而深入研究项目各阶段间的必然联系。IDEF 是在 20 世纪 70 年代末、80 年代初 ICAM（Integrated Computer Aided Manufacturing）基础上发展的一套系统分析和设计方法。1981 年，美国空军提出的 IDEF（ICAM Definition method）建模技术[135~137]较具代表性。从 IDEF0 到 IDEF14（包括 IDEF1X 在内）共有 16 套方法，每套方法都是通过建模程序来获取某个特定类型的信息。

IDEF0 功能建模（Function Modeling）方法是以 SADT（System Analysis and Design Technology）系统分析和设计技术为基础，用结构化方法描述系统功能的一套图形模型。IDEF0 建立的模型可以使人们全面描述和理解系统，对于新的系统，能描述新系统的功能及需求，进而表达能符合需求的技能，实现功能；对于已有系统，IDEF0 方法能分析应用系统的工作过程，完成的功能及记录实现的机制。使用 IDEF0 建立的功能模型是用严格的自上向下地逐层分解的方式来构造模型，使其主要功能在顶层说明，然后逐层分解得到有明确范围的细节表示，每个模型在内部是完全一致的，这样清楚严谨地将一个系统当中的功能及功能彼此之间的限制、关系、相关信息与对象表达出来。

2001 年 Sanvido 提出了集成化建设项目过程的概念模型[138]，建设项目中有两种工作过程，一种是为完成项目对象所必需的专业性工作过程（Product-oriented Processes），如产品设计/计划、建筑施工、安装、运营等；另一种是在这些专业性工作的形成及实施过程中所需的计划、协调、监督、控制等一系列项目管理工作（Project Management Processes）。专业性工作过程之间及专业性工作与项目管理工作之间存在大量的实物传递和信息传递。上一过程的成果作为下一过程的输入，管理工作过程和专业性工作过程之间存在大量的管理措施运用和效果反馈。项目最终输出也有两种，一种是项目的运营输出，另一种是项目各过程后评价总结、知识和经验。

三、大型医疗 PPP 建设项目全生命周期过程集成模型

本书根据大型医疗 PPP 建设项目的特点，使用 IDEFO 方法，建立大型医疗 PPP 建设项目全生命周期过程集成模型，清晰地表达项目从 PPP 项目准备与识别、PPP 招商与合同、项目策划和规划设计、项目建设、项目运营、项目移交整个过程的基本功能及其过程之间的联系，为项目全生命周期过程有效的集成管理提供依据。如图 6.9 所示：

说明如下：

（1）大型医疗 PPP 建设项目包括项目识别与准备阶段、项目招商阶段、项目融资阶段、项目策划与设计阶段、项目施工建设阶段、项目运营维护阶段、项目移交和报废阶段，每个阶段都包括全部项目管理要素及其管理过程。每个阶段的项目工作都有一定程度交叉和并行，如在项目准备与识别阶段，招商、融资、项目策划工作就需要开展一定的工作，项目设计工作不只是阶段性的工作而是持续的设计优化过程，项目设计和建设施工必须充分考虑项目运营，项目运营团队为了更好的效果和成本控制需要早期参与项目策划、设计和实施工作，同时需要提前为项目移交做好运营准备工作。

（2）各阶段输入与输出：各个阶段输入都包括项目的知识和经验，法律法规及项目建设程序、合同及资源，以及本阶段特殊需要的一些输入内容；各个阶段的输出主要包括项目文档、项目知识和经验及阶段特殊输出的成果，详见图 6.9。

从整体过程看，项目早期核心输入是项目的功能服务需求，项目后期输出是项目成果、功能服务，以及最终的文档和项目后评价。过程中，一些阶段的输出正是下一个阶段或者其他阶段的输入，这就是项目过程的内在联系及管理的集成。

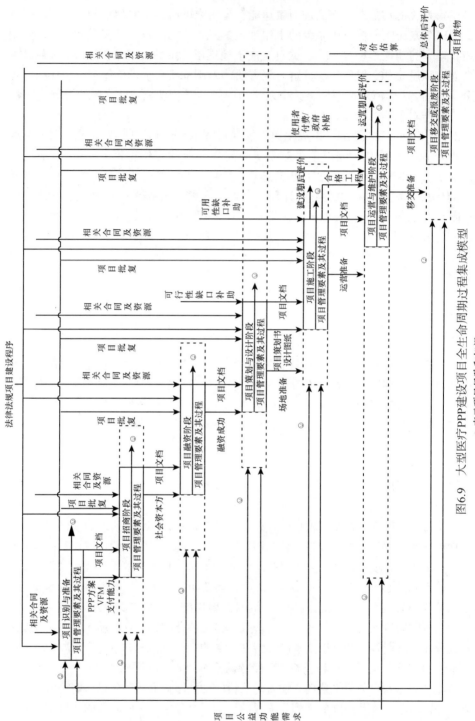

图6.9 大型医疗PPP建设项目全生命周期过程集成模型

◎ 表示项目经验和知识

综上所述，大型医疗 PPP 建设项目全生命周期目标体系如下：

（1）项目的目标系的建立应以医疗功能服务供给的实现和社会资本方的绩效为导向，并与项目环境协调统一，实现项目整体目标。

（2）从大型医疗 PPP 建设项目的整体过程出发，不仅注重建设阶段的目标，更注重项目策划和运营阶段的目标，符合 PPP 项目监管要求。

（3）应注重包括政府及相关部门、公立医院、社会资本方，以及其他项目参与团队、公众、媒体在内的全部项目干系人的需求，达成项目整体价值合意，形成 PPP 项目健康价值观和项目和谐文化。

（4）应积极进行知识管理和智慧管理，建立 PPP 智库，发挥价值工程作用，实现项目价值持续提升，并做好项目过程评价和后评价，为后续项目提供有益的知识和经验。

第二节　大型医疗 PPP 建设项目管理全要素集成

一、大型医疗 PPP 建设项目管理要素集成理论与方法

1. 项目管理知识体系

项目管理是一个复杂的系统过程，各个项目管理工作之间相互影响和制约，有的情况是多种因素交织在一起的复杂影响，项目管理者必须对项目功能、质量、进度、范围、成本、安全、资源、风险等进行合理管理与平衡，协调项目各个子目标，实现总体目标。

美国项目管理协会（PMI）于 1984 年开始提出，并于 1987 年推出第一个基准版本，项目管理知识体系指南（PMBOK），1996 年正式发布全球第一个 PMBOK，至今已经出版第五版，同时"项目管理专业人员（PMP）"认证。国际项目管理学会（IPMA）从 1987 年开始"项目管理人员能力基准"开发，1999 年推出了 IPMA Competency Baseline（ICB 1.0），2006 年推出 ICB 3.0，同时开展国际项目经理资格认证（IPMP）。中国优选法统筹法与经济数学研究会项目管理研究委员会（PMRC）于 2001 年推出了"中国项目管理知识体系（C-PMBOK）"，2006 年推出 C-PMBOK 2.0，并建立了符合中国国情的"国际项目经理资质认证标准（C-NCB）"。

本书选用 PMBOK（第五版）项目管理十大知识体系，即项目整合管理、项目范围管理、项目时间管理、项目成本管理、项目质量管理、项目人力资源管理、项目沟通管理、项目风险管理、项目采购管理、项目关系人管理等方面来构建项目管理要素。

（1）项目整合管理（Project Integration Management）　包括识别、定义、组合、统一和协调各项目管理过程组的各种过程和活动而开展的过程与活动。项目整合管理包括选择资源分配方案、平衡项目竞争的目标和方案，以及管理项目管理知识领域之间的依赖关系。制定项目章程、制定项目管理计划、指导与管理项目工作、监控项目工作、实施整体变更控制、结束项目或阶段。

（2）项目范围管理（Project Scope Management）　为确保项目做且只做所需的全部工作，以成功完成项目的各个过程。包括规划范围管理、收集需求、定义范围、创

建 WBS、确认范围、控制范围。

（3）项目时间管理（Project Time Management）　包括为管理项目按时完成所需的各个过程。规划进度计划、定义活动、排列活动顺序、估算活动资源、估计活动持续时间、制定进度计划、控制进度。

（4）项目成本管理（Project Cost Management）　包括为使项目在批准的预算内完成而对成本进行规划、估算、预算、融资、筹资、管理和控制的过程，从而确保项目在批准的预算内完成。规划成本管理、估算成本、制定预算、控制成本。

（5）项目质量管理（Project Quality Management）　包括执行组织确定质量政策、目标与职责的各过程和活动，从而使项目满足其预定的需求。规划质量管理、实施质量保证和控制质量。

（6）项目人力资源管理（Project Human Resource Management）　包括组织、管理与领导项目团队的各个过程。项目团队由为完成项目而承担不同角色与职责的人员组成。规划人力资源管理、组建项目团队、建设项目团队、管理项目团队。

（7）项目沟通管理（Project Communications Management）　包括为确保项目信息及时恰当地规划、收集、生成、发布、存储、检索、管理、控制、监督和最终处置所需的各个过程。规划沟通管理、管理沟通、控制沟通。

（8）项目风险管理（Project Risk Management）　风险管理的目标在于提高项目中积极事件的概率和影响，降低项目中消极事件的概率和影响。包括规划风险管理、识别风险、实施定性风险分析、实施定量风险分析、规划风险应对、控制风险。

（9）项目采购管理（Project Procurement Management）　从项目团队外部采购或获得所需产品、服务或成果的各个过程。规划采购管理、实施采购、控制采购、结束采购。

（10）项目干系人管理（Project Stakeholder Management）　包括识别和分析项目干系人对项目的期望和影响，制定合适的管理策略来有效调动干系人参与项目决策和执行。关注与干系人的沟通，应该把干系人满意度作为一个关键的项目目标来进行管理。识别干系人、规划干系人管理、管理干系人参与、控制干系人参与。

2. 项目管理三角理论

所有项目都有明确的完成时间（Time）、成本（Cost）和质量（Quality）要求，三个要素相互联系与影响，通常称为"基本项目三角"，将三者看做相互约束和平衡的三角形。如图 6.10 所示：

当调整"三角"的一个边时，其他两个边也会变化，也就是在时间计划调整时，同时对成本和质量进行相应的调整，以确保项目整体计划顺利实施，实现项目总体目标。如片面降低成本必然牺牲项目质量，同时很难保证工期；如要压缩工期，可能会降低质量，同时会提高项目成本。项目管理是在项目全生命周期过程中，不断在这三个核心管理要素之间取得优化和平衡，使项目总体最优。姚兵等提出 CTQ 函数理论，本质是研究项目的成本（C）、时间（T）、质量（Q）之间的关系，处理好这三个目标之间的关系，使之处于最佳状态[139]。如图 6.11 所示。

　　费用（C）、时间（T）、质量（Q）之间是相互制约、相互影响的，通常在项目实施阶段，三者互相影响明显。下面给出使用参数曲线进行粗略定性分析的两种思路[140]，由于仅仅是定性分析，可以将一个目标要素坐标等级化，或固定几个特殊点，仍将另外两个目标要素在二维坐标上表示的方法。如图 6.12 所示，是在不同的质量水平上进行费用和时间目标的集成分析，同样可以在不同的成本目标和不同的时间目标下绘制类似的曲线。

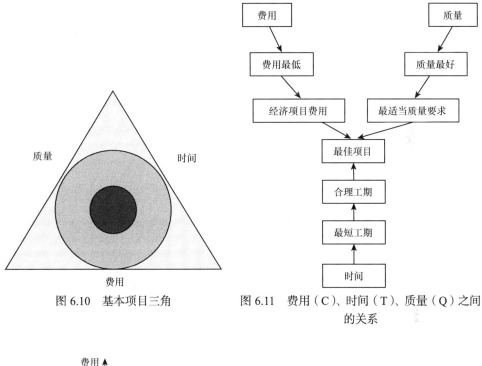

图 6.10　基本项目三角　　　　　图 6.11　费用（C）、时间（T）、质量（Q）之间
　　　　　　　　　　　　　　　　　　　　　　　的关系

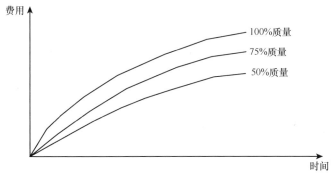

图 6.12　不同质量等级下，费用和时间的关系

　　另一种图示系列曲线的方法，如图 6.13 所示。在这里，有不同的费用路径可以满足期望的时间和质量要求，最终路径的选择取决于风险管理。

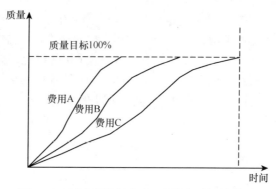

图 6.13　不同费用水平下，质量和时间的关系

此外，很多学者对这三个要素进行了大量定量理论和实证研究，包括关键路径法（CPM）、挣值分析（Earned Value Management.EVM）等。关于时间和费用之间权衡和集成的定量分析较多，关于与质量集成的研究相对比较少。1996 年，Babu 和 Suresh[141]提出了一种新的方法，该方法利用三个相关的线性规划模型，对费用、时间和质量三者的权衡和集成进行了研究。求解多目标规划模型的算法有很多种，如线性加权和法、极大极小法、平方和加权法、理想点法、目标规划法、分目标乘除法、几何平均法、序列最优化法、交互规划法等[142]。

从实践看，建设项目生命周期过程中的各个管理目标都是相互关联的，这种关系通过图 6.14 表示出来[143]：

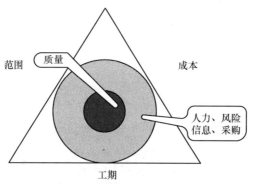

图 6.14　全要素目标控制三角

全要素目标控制三角就是质量在项目三角的中心，是时间、成本和范围共同的成果，三角形三边中任何一边所做的改动都有可能影响到质量，这里质量定位是广义概念，除包括实体质量标准外，还包括项目运营可靠性、可施工性、可维护性、项目功能性水平、项目美学等。人力、风险、信息沟通、采购等要素位于质量的外围，如项目团队的配备、风险控制措施、信息沟通能力、项目资源采购也在不同程度上影响到项目的成本、工期、范围和质量，同时项目成本、工期、范围和质量诸要素的变化也会导致这些要素随之变化。在项目过程中，由于项目管理要素内在相关性，集成化管

理就是对这些相互关系进行积极的管理与控制。

3. 目标管理

美国管理大师彼得·德鲁克（Peter F.Drucker）于 1954 年提出"目标管理（Management By Objectives，MBO）"，其后又提出"目标管理与自我控制"。目标管理是以目标为导向，以人为中心，以成果为标准，而使组织和个人取得最佳业绩的管理方法。目标管理的精髓是目标指导行动，同时目标管理是面向未来的主动管理，也是参与式管理和自主管理。目标管理广泛应用于各经济领域，也适用于项目管理。

目标管理包括三个阶段：一是目标设置，分为四个步骤：高层预定目标、重新审议组织结构和职责分工、确立下级目标、上级和下级就实现各项目标所需的条件及实现目标后的奖惩适宜达成协议。二是实现目标过程的管理，结果导向，强调自主、自治和自觉。三是总结和评估。目标管理优势明显，大大提高组织绩效，优化组织结构和分工，调动员工的主动性和创造性，促进合作交流。实践中也出现一些问题，目标制定与分解困难并可能增加成本，目标管理的 Y 理论假设失灵，目标与绩效关联匹配困难，有时候难保公正性，这些都削弱了目标管理的效果。

在一定程度上，目标管理是一种事前预设、事后控制的管理方法。传统的项目管理强调目标管理，"只看结果、不看过程"，注重对任务结果和阶段性可交付成果的检查控制，降低了对具体过程检查要求。项目实施是一个相互关联、相互影响的完整的系统，必须识别和管理各项相互关联的活动，加强对实施过程的有效控制，加强对项目实施中各子流程、子目标的绩效管理，建立有效的指标评价体系，确保有效控制和纠偏及对潜在问题的预防，并积极应对环境变化，持续改进，实现并维护项目目标。

动态控制是目标管理最基本的方法论。由于项目实施过程中有很多不确定因素，内外环境因素不断变化，项目管理就是管理变化进行项目目标动态控制的过程。动态控制步骤包括：一是项目启动，配置资源，分解目标，完成项目计划；二是收集实际数据，绩效测量，对结果进行分析研究；三是控制与纠偏，包括组织措施、管理措施、经济措施、技术措施等。如有必要（不合理或无法实现）进行目标调整，目标调整后控制过程再回到第一步，相应调整优化项目计划。如无偏差或者细微偏差，则项目继续执行。如图 6.15所示：

项目目标动态控制的核心是：事前"预见"、事中"跟进"、事后"纠偏"。

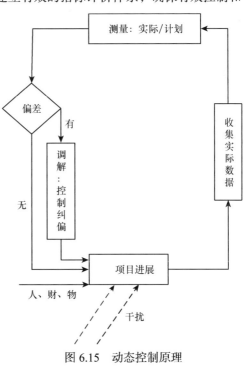

图 6.15　动态控制原理

此外应充分认识组织措施对项目目标控制的作用，组织论强调组织是目标能否实现的决定性因素，以及计算机和信息技术的应用能大大提高数据收集、整理和处理的效率，对过程管理和数据信息工作具有很多的支持。

4. 整合计划管理

项目计划在项目管理中非常重要，只有涵盖了项目全生命周期、全部管理要素、所用技术和工具及内外环境要素的综合计划，才能实现项目集成管理。在管理学中计划层次包括目的、目标、策略、政策、程序、规则、方案、预算，而整合计划体系包括掌握时机、确定目标、分析制订计划的前提条件、预审选择方案、多方案比较、确定一种方案、编制支持计划、编制预算[144]。

整合具有统一、合并、沟通和集成的性质。项目整合计划是定义、准备和协调所有子计划，并整合成一份综合项目管理计划，对各个专项计划运用综合平衡的方法，是指导项目实施和管理控制的集成性、综合性、全局性的计划文件。项目整合计划明确了项目决策和项目假设与制约条件，是绩效测量和进行控制的基准，是统一和协调项目工作的指导性文件。项目整合计划的文件需要详细反映项目功能、范围、时间、质量、成本、安全、干系人、资源和风险等因素的集成。编制项目整合计划首先研究项目总体目标并进行分解，对项目内外环境因素进行分析，基于项目全生命周期，注重功能策划、资源配置、工程技术定位、预算、项目运营维护、干系人管理、风险控制，应包括项目目标分解、功能策划与规划、技术设计、实施方案和组织、融资、建设、运营维护的全部，以使项目能够更好地实现服务功能。同时各个专项计划之间应有很好的接口和界面管理。项目综合计划管理包括：制定项目章程；制定项目整合管理计划；执行项目计划，指导和管理项目工作；监控项目工作；实施整体变更控制；结束项目或阶段。具体内容可参考 PMBOK。

建设项目整合计划制订过程包括：

（1）目标系统的研究、内外环境因素分析与总体功能策划。

（2）项目结构分解（PBS）与子系统功能详细策划。

（3）项目总计划以及项目宗旨和策略的制订，即确定项目实施和管理模式总的理念和总体安排。

（4）项目组织计划与保障计划，包括项目实施组织方案、项目采购规划、项目管理模式确定、项目团队建设、项目管理工作流程、项目组织职能分解等，组织策划包括招标文件和合同文件、项目组织结构图、项目管理规范和组织责任矩阵、项目手册等。

（5）规划设计工作　根据项目功能规划，完成设计任务书、项目运营要求分析、初步设计计划、施工图设计计划、房间配置设计计划等。

（6）项目各子系统实施方案。

（7）融资策略与资金计划、筹资计划。

（8）项目运营准备工作计划。

（9）物业开发计划与市场营销计划。

（10）整合计划文件，作为进一步计划和计划分解的依据。

综上所述，结合大型医疗 PPP 建设项目特点，整合计划管理应把握以下要点：

第一，以大型医疗 PPP 建设项目总体目标为导向，注重项目公共服务供给功能。在项目全生命周期中，综合项目各管理要素，协调互相之间的影响，从计划编制、执行到综合变更控制都要考虑项目的整体综合最优化。

第二，项目整合计划要具有系统性、预见性、可操作性。项目计划是指导项目实施、纠正偏差、实现项目目标的依据。在实际工作中计划的失误经常是调查研究不足，缺乏上下游工作的信息互通。首先，要充分了解和分析项目环境条件，政府法律法规、场地的限制、当地气候条件、当地市场的供应能力、项目融资条件、资源供给情况等，充分利用有利条件，促进项目成功。其次，要深刻理解 PPP 项目特点，按功能需求、工程规模、融资条件、技术复杂程度、医疗项目专业性、质量水平等工程自身的逻辑和规律完成计划。同时需借鉴 PPP 项目经验和同类工程最佳实践。最后，要明晰包括政府及有关部门、公立医院、社会资本方、金融机构、公众在内的项目主要干系人需求，包括政府部门财政状况、信用条件、政府及有关部门偏好、公立医院战略发展定位和管理现状、金融机构政策、社会资本方实力和专业能力尤其是医院建设经验、重要设备供应能力、项目团队管理和协调能力、项目承包商的施工能力和管理水平、设计单位能力和医疗专业水平等。因此计划制定应积极管理项目干系人广泛参与并获得他们的支持，有利于项目目标的实现同时提高干系人项目满意度。

在实际工作中，项目计划受到多方面影响，如需求变化、市场变化、环境变化、技术进步、主要干系人变动等可能使原计划不符合实际，如计划不详、设计疏漏与失误、新技术应用、价格变化、利率调整、天气恶劣、政府实施或监管部门人员变动、社会资本方能力不足、经验缺乏、运营成本过高等，因此计划的制订应充分考虑到可能的各种变更，所以计划应该有一定的弹性，使计划系统性、容变性和可操作性更强。项目计划管理的核心是管理变化。

第三，总分结合。"总"指项目综合计划要全面，必须包括项目实施的各个方面和各种要素，首先应通过结构分解得到所有项目子系统，接着对项目子系统的各个方面进行详细的计划安排，从而保证项目管理的各个要素都被很好地覆盖。同时，项目计划应是基于项目生命周期过程的，即从项目发起到项目结束、移交的各个阶段，使计划是以实现整体目标为导向，而不是阶段目标、局部目标、部分干系人目标的。"分"指项目整合计划的各专项计划及项目各个阶段之间、管理要素之间、项目干系人之间、知识与技术之间、内外环境要素之间必须详细周密，界面清晰、准确。

5. 多目标的阶段决策方法

项目管理和执行的过程就是不断决策的过程，首先，在项目启动阶段项目目标、项目功能、项目范围、项目总体组织实施方案等，都要做出决策。在项目实施过程中，由于各种内、外环境要素变化，项目的进展可能会出现偏差，目标管理动态控制过程，也是需要分析、判断、选择、评价。因此，在项目全生命周期过程中，应重视项目决策，并有效开发出项目决策支持系统（Decision Support System，DSS）。

　　工程建设项目非常复杂，呈多目标性，这样就产生了目标建的不可公度性，甚至矛盾性等特点，也给项目决策带来了困难。熵权多目标决策法是在只有判断矩阵而没有专家权重情况下采用的模型，也可以和专家权重结合使用，是工程管理的实用方法[145]。

　　决策支持系统是在管理信息系统基础上发展起来的。它是综合利用各种数据、信息、知识，特别是模型技术，辅助各级决策者解决半结构化决策问题的人机交互系统。决策支持系统传统的两库型结构如图 6.16 所示。它把众多的模型有效地组织和存储起来，并建立了人机交互、模型库和数据库的三者有机结合。

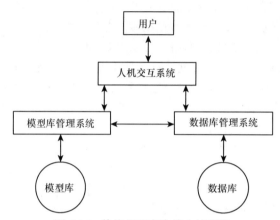

图 6.16　传统的两库决策支持系统

　　智能决策支持系统在早期 DSS 两库结构的基础上，随着 DSS 向非结构化问题领域的拓展，引入人工智能的手段和技术，增加知识部件，即将 DSS 与专家系统（ES）相结合，逐步形成了智能决策支持系统（IDSS）。IDSS 作为数值分析与知识处理的集成体，综合了传统 DSS 的定量分析技术和 ES 的符号处理优势，从而能更有效地处理半结构化与非结构化问题。

　　分布决策支持系统：分布决策支持系统（DDSS）是对传统集中式 DSS 的扩展，是分布决策、分布系统、分布支持三位一体。DDSS 的主要优势在于：集中式系统更可靠；系统效率更高，更接近大型组织决策实际；易于扩展；实现平行操作，资源共享。

　　群体决策支持系统：20 世纪 80 年代末，开始群体决策支持系统（GDSS）研究，GDSS 与 DDSS 两者研究的重点和关注的焦点不同，GDSS 针对个体建设项目决策支持系统的扩展，是面向群体活动的，可为群体活动提供 3 个层次的支持，即沟通支持、模型支持及机器诱导的沟通模式。GDSS 大多采用分布式和分散式结构：系统支持"水平方向"的分布式处理，即支持对数据对象的远程操作；系统还支持"垂直方向"的分散式处理，即通过在用户和各应用层之间的接口，来实现各个应用领域的功能。

6. 网络计划技术

这几种方法主要用于项目进度管理。

网络计划技术的典型代表为关键线路技术（Critical Path Method，CPM）和计划评审技术（Program Evaluation and Review Technology，PERT），以及改善了逻辑关系的紧前关系绘图法（Precedence Diagramming Method，PDM）[146]等。关键路线法（CPM），计算出项目各工作的最早、最迟开始和结束时间，通过时差分析工作相对时间紧迫程度及工作重要程度，总时差最小的线路是关键线路。图表评审技术（GERT），对网络结构和活动估计作概率处理，某些活动可不执行，某些活动部分执行，某些活动重复执行。计划评审技术（PERT），是一种应用项目活动不确定时间表示的网络计划图，利用项目网络图和各活动所需时间的估计值计算项目总时间，PERT 利用活动期望值而不是最可能时间估计。网络计划技术是用网络技术对任务的工作进度进行安排和控制，以保证实现预定目标的科学的时间管理技术，包括网络图和网络参数。此外还有决策关键路径法（DCPM）、风险评审技术（VERT）等。

这类网络计划技术针对的是非重复性项目，特点是：项目包括定义好的任务集合，各个任务的开工和完工都相互独立，并且按照一定的技术顺序实施，有比较成熟的计算机软件，应用广泛；缺点是没有或者很少考虑到由管理控制以外的不确定随机因素。

7. QC 基本质量工具

这几种方法主要用于项目质量管理。

（1）因果图　又称鱼骨图或石川图，鱼头是问题的起点，用来追溯问题来源，反推到可行动的根本原因。要在被视为特殊偏差的不良结果与非随机原因之间建立联系，鱼骨图行之有效。

（2）流程图　用来显示在一个或多个输入转化成一个或多个输出的过程中，所需要的步骤顺序和可能分支。流程图用于了解和估计质量成本。

（3）检查表　检查通过检验和测量，核实某个活动、部件、产品、成果或服务是否符合特定的要求，也可称为审查、审计或巡检等。检查可以在任何管理层次开展，包括：初查、复查、审查及回顾等。目的就是确认项目成果是否与要求相一致。检查表是用于收集数据的查对清单。

（4）帕累托图　是一种特殊的垂直条形图，识别造成大多数问题的少数重要原因。横轴现实原因类别，作为有效概率分布，涵盖全部可能的结果。横轴上每个特定的原因的相对频率逐渐减少。如图 6.17 所示：

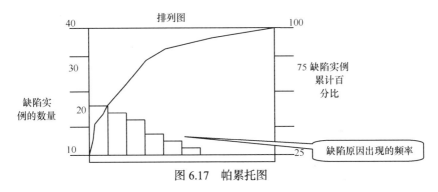

图 6.17　帕累托图

（5）直方图　是一种特殊的条形图，用于描述集中趋势、分散程度和统计分布形状。直方图由事件发生的频率组织而成，表示多少成果是产生于已确定的各种原因，等级是提示那些导致最多缺陷的问题，以实施纠偏措施。

（6）控制图　按时间顺序展示过程数据，并将这些数据与既定的控制界限相比较的一种图形，用来确定一个过程是否稳定，或者是否具有可预测的绩效。控制图有一条中心线，有助于观察图中的数据点向两边控制界限偏移的趋势，常用于判断是否"在控制中"。控制图可用来监控各种类型的输出变量，常被用于跟踪批量生产的重复性的活动，还可用于监控成本和进度的变动、容量和范围变化的频率等，以便判断"项目管理程序"是否受控。项目控制表如图 6.18 所示：

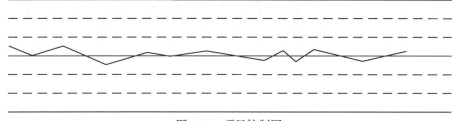

图 6.18　项目控制图

（7）散点图　又称为相关图，标有许多坐标点（X，Y），解释因变量相对于自变量的变化，相关性包括正相关、负相关和不相关。这样可以根据数据画出一条回归线，估算自变量将如何影响因变量的值。

8. 价值工程

价值分析由通用电气公司工程师麦尔斯在第二次世界大战期间创立。美国价值工程协会（Society of American Value Engineers，SAVE）认为"VE 是一种系统化的应用技术，通过对产品或服务的功能分析，建立功能的货币价值模型，以最低的总费用可靠地实现必要的功能"。

价值工程提出了三个基本概念：功能、寿命周期费用和价值。其中，功能是价值工程的核心概念，是指价值工程分析对象能够满足顾客某种需求的特定属性。寿命周期费用是指从价值工程分析对象产生起到顾客停止使用为止的时间段里支付的全部费用。价值是为了可靠地满足一个产品或一项服务规定的功能所需要支付的最低费用。价值公式如下：

$$V = F / C \qquad (6\text{-}1)$$

其中：V 代表价值，F 代表功能，C 代表产品寿命周期费用。

根据价值公式，得到五条提高价值的途径：

（1）提高功能，降低费用，大幅度提高价值。

（2）功能不变，降低费用，提高价值。

（3）功能有所提高，费用不变，提高价值。

（4）功能略有下降，费用大幅度下降，提高价值。

（5）适当提高费用，大幅度提高功能，提高价值。

价值分析一般包括选定分析对象，收集对象信息，功能分析，筛选方案，制定实施计划等几个步骤。在制定项目管理计划时，可以采用价值分析和分步集成法，进行项目进度、费用和质量三大要素集成计划的编制。

（1）首先通过综合考虑和安排项目质量与项目费用，通过二者的综合平衡，编制出项目质量与项目费用的集成计划。

（2）接下来开展项目进度与项目费用的计划集成，一般情况下，集成计划有三种基本的方案：短工期高费用、长工期低费用和介于二者之间，可以根据项目的实际情况进行选择。

（3）最后在上述两种双要素的计划集成的基础上，通过交叉检验与微量调整（当前期两种计划集成的项目费用指标相差不大时）或全面综合平衡（当前期两种计划集成的项目费用指标相差较大时），得出进度、费用和质量三要素的集成计划。

在大型建设项目中，价值工程广泛用于项目前期策划、规划设计、项目管理计划、综合变更管理决策过程，以对项目进行持续改进、价值提升。近年来在价值工程研究中，开始更加注重用户的价值感受，通过价值工程提升客户体验。

9. 结构化方法

结构化方法（Structured Method，SM），强调结构的合理性，按照项目生命周期分为结构化分析（SA）、结构化设计（SD）、结构化程序（SP），基本思想是把一个复杂的问题分阶段进行，自上而下逐层分解，使每一个阶段和问题受控。通过结构化分析建立项目分解结构（PBS）、工作分解结构（WBS）、组织分解结构（OBS）、费用分解结构（CBS）、风险分解结构（RBS），并通过多阶段、分层次的管理计划，为项目管理要素集成目标构建框架和实施思路。田志学将目标成本管理与作业成本管理相结合的理论和方法应用到项目管理中，将项目的目标成本层层分解到每一道工序，使目标成本成为像时间一样的约束条件标注在项目工序上，以形成一个费用矩阵。并通过成本偏差和成本变率对每一道工序进行成本和进度的控制，以实现工程总目标成本与进度要求[147]。

10. 数学模型均衡优化方法

近年利用数学模型均衡优化法对项目管理要素集成目标分析和优化的研究有增加的趋势。有关文献[148]介绍了基于 PERT 技术的工程项目工期、费用、质量控制模拟模型及风险分析方法。有关文献[149]认为工程项目施工速度加快，会影响到工程完成的质量，并建立了线性模型来研究工期、费用和质量之间的平衡关系。

11. 挣值原理[1]

挣值原理将范围、进度和资源测量值综合起来，以评估项目绩效和进展的方法，通过引进中间变量"挣值"（Earned Value，EV），分析项目工期和成本的各自变动的情况和所造成的影响，以对项目工期和成本进行统筹管理，并进行科学的预测与判断。"挣值"实际上是一个表示项目已完成作业量的计划价值大小的中间变量，所以它也被称为"项目实际完成工作的预算成本"（Budget Cost of Work Performed-BCWP）。

这一中间变量的计算公式如下：

挣值 EV=

项目实际完成的作业量×项目已完成作业量的预算成本 $= BC \times WP$　　　（6-2）

其中：BC 代表项目已完成作业量的预算单价；

WP 代表项目实际已完成的作业量。

由上式可以看出："挣值管理"的基本原理是借用了社会统计学的指数分析或企业经济活动因素分析的中间变量替代原理而建立的一种管理原理。找出"实际情况"与"挣值"的差距，最终通过采取纠偏措施等手段实现对于项目工期和成本的集成管理与控制的。

挣值法包括的差异分析变量：

（1）项目费用进度差异（Cost Schedule Variance，CSV）。CSV 的计算公式为：

$$CSV = BCWS - ACWP \qquad （6-3）$$

表示项目实际发生费用与预算费用的差值，指标为正表示较好。

（2）费用差异。费用差异（Cost Variance，CV）的计算公式是：

$$CV = BCWP - ACWP \qquad （6-4）$$

表示实际已完成工作量预算费用与实际费用的差值，指标为正较好。

（3）进度差异。项目进度差异（Schedule Variance，SV）的计算公式为：

$$SV = BCWP - BCWS \qquad （6-5）$$

表示项目计划工作量的预算费用与挣值的差异，指标为正较好。

挣值法包括两个指数变量：

（1）费用绩效指数。费用绩效指数（Cost Performance Index，CPI）的计算公式如下：

$$CPI = BCWP / ACWP \qquad （6-6）$$

表示实际完成工作量预算费用与实际费用的相对数，指标大于 1 较好。

（2）进度绩效指数。进度绩效指数（Schedule Performance Index，SPI）的计算公式是：

$$SPI = BCWP / BCWS \qquad （6-7）$$

表示挣值与项目计划工作量的预算费用相对数，指标大于 1 较好。

在实际应用中，又可由挣值法的核心要素导出两个预测变量：

（1）完工尚需估算（Estimate To Completion，ETC）　指完成项目预计还需要的费用。

（2）完工估算（Estimate At Completion，EAC）　指规定的工作范围完成时项目的预计总费用。通常 EAC=迄今实际费用+ETC。

基于挣值原理的大型医疗 PPP 建设项目核心管理要素集成过程包括：按结构化方法对项目进行分解，包括项目分解、组织分解、工作分解、风险分解等，如大型医疗PPP 建设项目可按工程性质不同分为项目融资、项目策划与设计、场地准备、地基与基础、结构工程、机电工程、装修工程、医疗专项工程、室外工程、项目运营等阶段性工作。根据项目总体计划，制定详细的采购招标计划；根据项目整体目标和项目计划，确定上述不同工作阶段的各项子目标和工作实施计划；相关数据收集、整理、加工；利用挣值原理对数据进行费用、工期（含质量）的综合分析；如实际与计划产生偏差，利用第四步得到的分析成果对项目进程进行纠偏，直至工作结束。

二、大型医疗 PPP 建设项目管理全要素集成涵义

1. 大型医疗 PPP 建设项目管理要素

结合大型医疗 PPP 建设项目的特点，根据项目管理知识体系，项目管理要素包括功能、范围、时间、成本、质量、安全、人力资源、项目组织、项目文化、采购、运营、风险、沟通、干系人管理、环境、信息知识等很多要素。项目管理目标是满足项目需求创建项目可交付成果和满足干系人期望，其核心思想是目标管理（Management by objectives，MBO），针对大型医疗 PPP 建设项目其目标就是实现为公众提供优质的医疗服务功能，达到项目干系人满意、和谐。

根据各个管理要素对项目目标的影响和关联关系，大型医疗 PPP 建设项目包括目标型核心要素和管理型辅助要素。目标型核心要素包括：功能、范围、进度、费用、质量、安全、干系人管理；管理型辅助要素包括：人力资源、项目组织、项目文化、采购、运营、风险、沟通、环境、信息、知识等。目标型核心要素是管理型辅助要素的目标，管理型辅助要素是目标型核心要素的基础和支撑。

目标型核心要素分析如下：

（1）项目功能（Function）管理　是确保实现项目功能要求，满足干系人需求和期望。功能是产品或服务的天然的、特有的属性，使产品或服务按当前预期的方式起到作用[150]。项目功能主要包括基本功能和附属功能，项目功能管理是基于项目干系人对功能需求与期望的管理过程。包括规划功能管理、项目功能策划、功能评价与优化、控制功能。

（2）项目范围（Scope）管理　是为实现项目总体目标确保项目所必需做的全部工作。即在满足项目使用功能条件下，对项目工作的定义和控制。大型医疗 PPP 建设项目范围管理就是完成项目准备与识别、项目招商与合同、项目融资、项目建设、项目运营和移交的全部工作的过程。

（3）项目时间（Time）管理　是指为按时完成项目范围内所有工作，对项目时间进展进行管理的过程。包括开始和完成的时间点，各项工作在时间上的依赖关系，以及项目进度计划和控制。大型医疗 PPP 建设项目时间管理是 PPP 项目全生命周期过程的管理。

（4）项目成本（Cost）管理　是确保在批准的预算内完成大型医疗 PPP 建设项目。对于大型医疗 PPP 建设项目要进行项目全生命周期的管理，包括项目前期决策和交易费用、项目建设费用、项目运营和移交费用等。项目成本管理是以预算为基础的，预

算应作为项目成本管理的基线。

（5）项目质量（Quality）管理　是确保项目达到质量要求和标准的过程，使项目满足预定的需求。ISO9000 规定："质量是一系列内在特性满足要求的程度"。等级是指用途相同但技术特性不同的分类。质量标准包括各种特性及这些特性需要满足的要求，规定出应该遵循的规范和标准，并要求提供这些过程得以有效执行的证据。

（6）项目安全（Safe）管理　是指确保项目处于安全状态的过程，包括参与项目人身安全和项目本身的财产安全。项目安全责任重于泰山，是大型医疗 PPP 建设项目的基本要求，也是功能、范围、进度、成本、质量、干系人管理及辅助型管理要素得以实现的保障。

（7）项目干系人（Stakeholder）管理　是确保项目干系人满意的过程，包括全面识别项目干系人、分析干系人对项目的期望和影响、管理和控制干系人参与项目等。大型医疗 PPP 建设项目具有天然的多项目干系人属性，尤其是主要干系人包括政府及部门、公立医院、社会资本方及金融机构等，PPP 项目合作伙伴关系和谐，达到各个干系人的满意，是 PPP 项目成功的关键。

项目目标型核心要素与管理型辅助要素是相辅相成的、动态变化的，所以必须对项目管理全要素进行集成管理，才能确保项目成功。

2. 大型医疗 PPP 建设项目管理要素关系模型

项目管理要素虽然分为不同层次、顺序和优先级，但各自具有相应的目标和内容，相互联系、相互制约，共同形成项目目标体系。根据大型医疗 PPP 建设项目特点，构建项目管理要素关系模型如下。

（1）目标型核心管理要素相互关系模型。

项目的功能、范围、进度、成本、质量、安全和干系人管理组成的目标型核心要素关系模型。具体如图 6.19 所示：

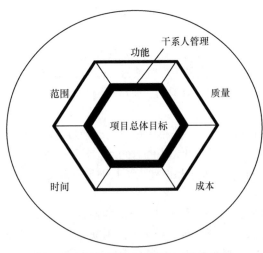

图 6.19　目标型核心要素相互关系模型

说明如下：

第一，本关系模型图由两层等边六边形组成，其中相互连接，外部六边形的六边表示项目的功能、范围、进度、费用、质量、安全六大要素，内部六边形整体表示项目干系人管理，最中间表示项目总体目标——项目整体要求和干系人满意。项目干系人项目内部干系人和项目外部干系人，项目各个干系人在面对项目变化时相互影响和制约，有时能快速达成一致，有时需要较长和艰难的过程，干系人之间的项目影响和作用是复杂的、动态变化的，所以本模型没有采用单线而采用具有一定宽度的六边形环定性表达，为了强调项目干系人管理的特点。

第二，任何一边发生变化另外五边和内部六边形也可能随之变化、调整，无论调整幅度大小，都会影响其均衡性。例如，决定扩大项目范围，可能会导致工期加长、成本增加、功能降低、质量和安全性水平也可能降低，但可能会满足部分干系人的需求并提高干系人满意度；如牺牲项目功能，可能会降低成本、缩短工期、范围缩小，质量和安全也会受到影响，导致部分干系人不满；如过度强调功能"高大上"、政绩性、标志性、低碳绿色评价性等，可能大大增加成本、工期延长、范围缩小、质量和安全也会受到影响，但可能达到了一些干系人的满意，同时引起其他一些干系人的意见；如缩短项目工期，可能成本增加、范围缩小、功能减少、质量下降、安全性降低，但可能满足了部分干系人对时间的要求；如果降低项目预算，可能是工期延长、范围缩小、功能减少或水平下降、质量水平下降、安全等级调低，可能达到部分干系人的要求，同时引起其他干系人的不满；如果提高项目质量等级，可能费用增加、工期延长、功能提升，项目范围也可能发生变更和安全等级随之调整，可能会提高关注质量的干系人的满意度，同时造成其他干系人不满；如项目安全等级调高，可能成本增加、工期延长、功能性加强、范围和质量也可能随之变化，可能提高项目干系人满意度；如提高项目干系人关系和谐并提升其满意度，可能加速进度、提高质量、扩大范围、提高功能水平，也可能降低安全性、增加成本。

第三，在具体环境和条件下，其中一个管理要素的调整对其他管理要素的影响方式和程度会有所不同，也有可能其影响是间接的、潜在的或细微的。有的情况下，增加功能会提高成本，而有时功能的改善如去除冗余功能，会降低成本，加快进度；缩短工期可能会增加成本，而有时可能会降低成本，如加速施工，避开雨季，减少了雨季施工措施费用，而且降低风雨给项目安全和质量带来的影响。

总之，大型医疗 PPP 建设项目各个管理要素是相互关联、项目影响的，当计划调整其中一个要素时，应充分考虑其他要素会受到的影响，用系统思维和方法管理并解决这些变化与问题，确保项目顺利进行，实现项目总体目标。

（2）项目管理全要素相互关系模型。

从项目整体看，大型医疗 PPP 建设项目全过程中的各个管理要素、各个干系人都是相互关联的，所以在目标型核心要素关系模型中加入人力资源、项目组织、项目文化、采购、运营、风险、沟通、环境、信息、知识等管理型辅助要素。

项目管理全要素关系模型表明项目功能、范围、成本、时间、质量和安全、干系人管理等核心要素的变化，将对人力资源、项目组织、项目文化、采购、运营、风险、沟通、环境、信息、知识及其他要素产生由内至外的根本性影响，而处于外圆的管理型辅助要素是否与目标型核心要素配合，如项目采购是否保证资源按时足量到位、人力资源配置是否合理、组织结构和审批流程是否科学高效、是否具有优秀的项目文化、风险控制措施是否周全、项目运行是否达到经济性、可靠性要求、管理要素与项目环境因素是否适应、信息沟通是否充分、知识管理是否有效及其他要素对项目的影响等，将在不同程度上影响到项目的功能、范围、成本、工期、质量、安全和干系人管理等核心要素的变化。具体如图 6.20 所示：

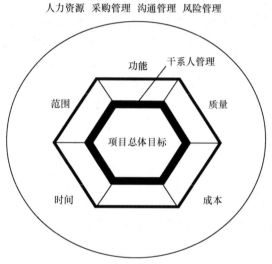

图 6.20　项目全要素相互关系模型

3. 目标型核心管理要素和大型医疗 PPP 建设项目总体目标的关系

项目总体目标就是项目管理所期望达到的预期结果[151]，实现项目要求和干系人的期望。项目目标具有层次性、多目标性和优先性[125]。准确清晰，具有实现可操作性的项目目标是项目及项目管理团队共同努力的方向。通过项目目标的确定可以在项目各个干系人之间达成统一，形成价值合意[152]。项目目标的确定过程也是项目干系人之间沟通的过程，项目干系人获得清晰的个体目标，项目目标的确定具有一定的激励作用。项目目标为项目计划确立了方向，在项目全生命周期中，项目团队通过项目管理和项目实施工作，实现项目目标。

（1）大型医疗 PPP 建设项目在为社会提供优质医疗服务供给目标下，包括一个综合的目标体系：功能目标、范围目标、质量目标、进度目标、成本目标、安全目标、干系人管理目标。

1）功能目标。项目功能的获得是项目发起人或客户等主要干系人的核心目标，项目本身是功能的载体，所以项目全生命周期功能目标就是持续满足项目干系人的功能需求。

2）范围目标。项目范围是经发起人或客户等主要干系人批准，其他干系人共同确认并达成一致的项目范围说明，包括项目范围、产品范围、验收标准、可交付成果、项目除外责任、制约和假设。建设项目通常周期较长，项目的范围目标不仅要明确，而且是动态变化管理的。

3）时间目标。对大型医疗 PPP 建设项目全生命周期，项目时间目标增加了许多内容，是从项目准备与识别、项目招标与合同、项目融资、项目策划与规划设计、建设实施、运营及移交的全过程每一个项目工作的时间管理，每一个阶段的进度计划和控制，直接影响项目总体目标的实现。

4）成本目标。项目全生命周期成本（LCC）目标是建设项目整体的全生命周期的成本最小或收益最大，过去在这方面已经做了许多研究[153~154]。大型医疗 PPP 建设项目全生命周期成本不仅包括项目本身的建设和运营的经济成本，还包括社会成本和环境成本[155]。在物有所值评价规则中得到的充分的体现，不仅包括项目直接成本，还包括资金成本、竞争性中立、风险成本等。

5）质量目标。项目全生命周期质量目标是项目工作质量、产品或服务质量及运营维护可靠性的统一性，不仅注重项目实体质量，更加关注工程技术系统的整体性能、技术标准、可靠性等。

6）安全目标。建设项目全过程的安全管理是可持续发展的基础，根据项目阶段的特点，制定相应安全要求和标准，如事故发生率、人身伤亡控制指标等。

7）干系人关系目标。项目管理的过程也是对干系人不断识别、分析和管理的过程，和谐的干系人关系是项目顺利进行和获得成功的基础，也符合满足项目干系人期望根本目标。D. K. H. Chua 曾研究许多项目案例，建设项目的成功必须经过项目团队和其他项目干系人共同努力并协调、统一，认为其他项目干系人的努力程度、积极性、组织行为、支持等是一个主要方面，而这一切则由他们对项目的满意程度来决定[156]。

（2）目标型核心管理要素和大型医疗 PPP 建设项目总体目标主要包括过程关系、层次关系和基础关系

1）过程关系。项目管理是目标管理，目标型核心管理要素在项目全生命周期过程中对项目总体目标的实现有直接的影响。如图 6.21[157]描述了项目目标控制与项目全生命周期过程的关系。

2）层次关系。通常把项目目标按其意义和内容定义为一个递阶层次结构，包括战略性目标、策略性目标和具体工作计划，也可以分为：系统目标、子目标和可执行目标，各个层次之间具有包容性、矛盾性和相关性。其中七大目标是基础性的，只有很好地完成七大目标，才能实现项目可持续发展以及与环境协调统一，提高项目干系人满意度，所以项目目标体系要特别注意各层次目标的一致性，避免目标相互矛盾。大型医疗 PPP 建设项目目标的层次性对于项目管理尤为重要，如项目管理中的各个目标的实现，达到政府及有关部门的预期，实现社会资本方合理利润，最终为公众提供优质医疗服务供给。

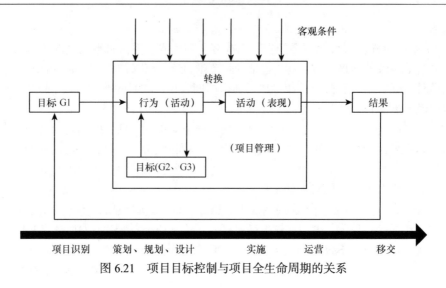

图 6.21　项目目标控制与项目全生命周期的关系

3）基础关系。Harold Kerzner 认为成功项目管理定义在以下条件下实现项目目标[158]：在一定的时间内；在一定的成本内；在要求的性能或技术水平下；高效有力地运用分配的资源；被顾客认可。此外，还应符合预定的项目范围和有关项目安全要求，对于大型医疗 PPP 建设项目更加强调服务功能的实现，绩效目标联动对价支付也是 PPP 项目的特点。目标型核心管理要素正是实现这些条件的主要工作。

综上所述，大型医疗 PPP 建设项目的目标描述从总体到局部计划、从抽象到具体、从开始到运营、项目移交结束，目标型核心管理要素是实现整个项目目标体系的具体的、明确的、可测量的主要项目管理活动。

4. 大型医疗 PPP 建设项目管理要素集成的涵义

在项目全生命周期中，一个管理要素的变化会影响其他要素，各种管理要素会直接或间接、或大或小地影响到项目顺利进行和项目目标的实现。这种管理要素之间的关联和相互影响就要求在项目管理过程中对项目管理要素进行充分、有效地集成，实现项目整合管理与控制。在具体项目中，无论从需求发掘、功能策划、目标确定、范围描述、干系人识别、计划编制、制定预算、资源配置、质量标准、安全要求，还是进展测量、控制、变更管理、纠偏措施、信息沟通、知识管理、环境管理、风险管理、项目文化等看，都必须综合考虑各个项目管理要素，用系统思维而不是片面角度来进行项目管理，确保项目顺利进行，实现项目总体目标。

大型医疗 PPP 建设项目由政府及相关部门和社会资本方合作，社会资本方也经常以多个单位联合体组成，PPP 项目又是基于 PPP 协议期的，所以项目包括众多项目干系人、功能性强、技术复杂、医疗专业度高、PPP 协议期较长、质量和安全要求较高的特点，项目管理要素之间的相互影响十分复杂多样。所以项目管理者必须在项目管理过程中对各要素进行整合和权衡，通过综合集成，确保项目各管理要素协调一致，确保项目目标实现。在项目实践中，既不能以牺牲项目功能、质量和安全为代价，缩短工期和压缩预算；也不能任意调整规划设计，造成范围变更，降低服务功能；也不能只考虑项目建设，而忽略项目运营，导致项目运营经济性和可靠性下降；也不能只强调项目美观与功能"高大上"，导致项目严重超预算和超工期；不能过度控制成本，社会资本方追求利润，降低项目服务功能，导致政府和公众不满；也不能出现地方政府失信，与社会资本合作关系危机，导致项目服务功能、运营可靠性受到影响；也不能片面强调质量和安全，使项目变成持久战。

大型医疗 PPP 建设项目的根本目的是为社会公众提供优质的公共服务，只有对各个项目管理要素综合集成管理，才能使政府与社会资本方和谐合作，使 PPP 项目很好地实现社会效益、经济效益和环境效益目标，确保人民群众满意。综上所述，从项目管理理论与实践看，大型医疗 PPP 建设项目进行管理要素集成十分必要。

大型医疗 PPP 建设项目管理全要素集成的涵义：根据大型医疗 PPP 建设项目特点，为实现项目总体目标，有机、系统、协调地进行项目管理各项工作，使全部项目管理要素之间的相互影响向有利于项目目标的方向调试与平衡，包括为达到项目干系人的期望去协调、平衡各方面的要求、最佳（或满意）的项目计划及集成控制项目的变更和实施等内容。大型医疗 PPP 建设项目管理全要素集成的工作包括：一是项目集成计划制定，统一考虑项目各专项计划要求，通过系统的综合平衡编制出项目集成计划；二是项目集成计划执行，将项目集成计划转变成项目可交付成果；三是项目变更总体控制，协调和控制项目各种变更，积极适应项目内外变化。

三、大型医疗 PPP 建设项目全生命周期过程管理全要素集成

过程是"产生结果的一系列行动"，大型医疗 PPP 建设项目由多个过程组成，项目过程通常分为两类：第一是大型医疗 PPP 建设项目全生命周期过程；第二是项目管理过程组，指项目管理输入、工具与技术和管理输出的逻辑组合，组织和完成项目管理的各项工作。项目全生命周期过程和项目管理过程组在整个项目中会相互重叠、相互作用。

大型医疗 PPP 建设项目管理七大核心要素与项目全生命周期过程的关系

大型医疗 PPP 建设项目管理的七大核心要素的执行、优化和集成是贯穿项目全生命周期过程的。项目全生命周期的不同阶段项目的主要工作任务不同、可交付成果不同、阶段性目标重点不同、项目团队和其他干系人影响不同、应用的项目管理工具与技术不同，七大核心项目管理要素的重要优先程度也是不同的，所以管理要素集成是一项动态的、贯穿项目全生命周期过程的工作。基于大型医疗 PPP 建设项目全生命周期过程的管理要素集成，为项目团队在项目不同阶段整合各个项目管理要素，协调平衡各个子目标，促进总体目标实现提供了有力指导。

在大型医疗 PPP 建设项目的全生命周期过程的不同阶段，各个管理要素的相对项目总体目标的重要优先程度随着各阶段工作任务和项目团队与其他干系人关注的重点不同可能会有变化和调整。在项目全生命周期各个阶段，功能、范围、时间、

成本、质量、安全、干系人管理七大核心管理要素的目标约束的相对重要性是在不断变化的。

简述如下：

（1）功能管理要素：可以说项目功能管理是建设一个项目的第一要务，这也是项目建设的根本目的。从项目准备识别直至项目运营、移交，持续通过功能管理，实现项目目标，实现项目价值提升。

（2）范围管理要素：在项目准备与识别、项目融资、规划设计等前期阶段，项目范围管理尤为重要，在项目功能确定基础上，明晰项目范围。到项目实施过程中，从图纸变成实体直至运营过程，项目范围逐步被固定下来。范围管理重要性逐渐降低，后期适当进行范围变更控制，满足使用需要。

（3）时间管理要素：PPP 项目前期，明确项目的建设期和运营期，项目时间管理直接影响着项目的成果供给和运营效益。项目施工建设阶段，工期是很重要的目标，通过工程进度计划来实现过程控制。随着项目的进展，资源配置完成，时间控制的可能不断衰减。在运营期，时间管理主要体现在工作效率的提升。

（4）费用管理要素：从物有所值评价看，PPP 项目费用管理尤为重要。PPP 值作为合作伙伴之间共同达成的费用标准，具有一定的风险性，所以在 PPP 项目整个过程中不论政府的监管还是社会资本方成本控制，费用管理都将成为重点工作。此外，部分项目由于前期工作不规范、细致，可能造成项目功能、范围、时间、质量等与费用管理有关的纠纷与索赔，这也给政府的绩效监管和社会资本方的成本控制带来了困难和挑战。PPP 项目的长时间维度属性，不仅以建设费用为重点，更应关注运营期费用管理，随时间推移还会出现各种不确定性因素，不仅增加了项目费用管理的难度，同时还增加了很多其他风险。

（5）质量管理要素：PPP 项目前期，明确项目质量标准和要求是至关重要的，直接关系 PPP 值和建设、运营管理等。通过项目设计、施工，完成项目成果，项目质量的过程控制和建成后项目服务标准评价、运营期的项目质量维护和服务绩效是后续项目管理工作的重点。

（6）安全管理要素：项目安全是项目整个过程中常抓不懈的工作，项目阶段可交付成果越大，越重要。杜绝安全事故，减少项目损失。运营期的项目安全更重要，除了财产，在项目服务过程中，还会涉及人身安全。

（7）干系人管理要素：PPP 项目天然的多合作伙伴关系属性是与一般建设项目不同的显著特点，合作伙伴关系管理是 PPP 项目管理的重点。和谐的 PPP 项目合作伙伴关系是项目成功的基础。项目前期重点是 PPP 和谐合作伙伴关系的建立，中后期重点是维护并提升伙伴关系。

此外管理型辅助要素在项目全生命周期中也必须进行有效的管理，其中项目资源和项目风险管理也需要重点关注，前者是项目构建与集成的基础，后者是项目构建与集成损失的防控。项目所需资源的获取是项目进展的基础，而项目资源及时、充分、高效按项目过程和项目管理需要配置到位，是达到项目要求，实现项目目标，满足干系人需要和期望的关键。项目风险管理是对项目各种不确定性及产生影响的管理过程，是项目顺利进行和取得项目成功的保障。

四、大型医疗 PPP 建设项目管理过程组的管理要素集成

1. 项目管理过程组的关系

项目管理过程组就是将知识、技能、工具与技术应用于项目活动，以满足项目的要求，为了更好地应用这些知识，需要对项目管理过程组进行有效的管理。项目管理过程组包括启动、计划、实施、监控、收尾五大过程。本书根据持续改进的理念，构建了基于持续改进的项目管理过程组模型。如图 6.22 所示：

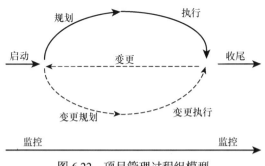

图 6.22　项目管理过程组模型

说明如下：

（1）图中实线表示五大项目管理过程组，其中监控是贯穿项目管理全过程的，虚线为变更识别与批准、变更的规划、变更的执行。

（2）项目工作经过启动、规划、执行和监控，如果完全达到项目要求就进入收尾过程从而结束这一过程组。

（3）如果经过监控，输出工作绩效报告和变更请求，那就需要进行项目变更五大过程组：变更启动、变更规划、变更执行，同时再根据监控结果，确定进入收尾还是重复上述过程组，直至达到项目要求或变更项目要求。

这一往复的过程就是不断监控和优化项目规划和项目执行过程，项目管理过程中积极消除不利因素和充分利用有利因素，促进项目工作向越来越好的方向发展，实现甚至超越项目目标，满足项目干系人期望，不断提高其满意度。

大型医疗 PPP 建设项目全生命周期过程的各个阶段的每项任务都要经历以上五大基本管理过程。项目管理过程必要时可反复和循环，这是项目管理过程与项目过程的一个主要区别。这些管理活动不是孤立的、一次性的，是基于科学技术、工程构建规律和项目团队管理模式按照一定顺序发生进行的，整个过程中工作强度不断调整变化，相互间交叉重叠。项目过程阶段和项目管理过程之间相互联系，前一个阶段收尾过程的可交付成果（输出）将成为后一阶段启动过程的依据（输入），每个项目过程的可交付性成果都应准确、完整，包括一切必要信息，同样各个管理过程之间的交接

同样要有可交付性成果。

每组基本管理过程由一个或多个子过程组成,和过程一样需遵循一定的顺序规律,相互关联,密切配合,有时搭接、反复和循环,成为项目整体中一个一个的环节。但这并不是所有项目、所有阶段、所有任务中都包含所有过程,每个过程也不是一成变的。对于某一领域或具体项目,项目经理和项目团队应根据项目特点和管理模式不同确定采用哪些过程及这些过程的应用程度,同时这些过程相互之间的影响也会不同。

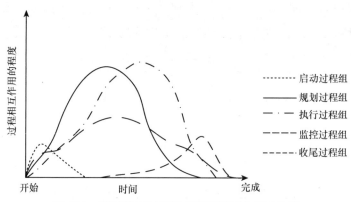

图 6.23　项目管理过程组在项目周期中相互作用

2. 项目管理过程中管理要素集成

集成管理是一种先进的管理理论与方法,正大量应用于组织管理和项目管理之中,实践中也取得了很多成功经验。项目管理过程包括了多个管理行为,每一个管理行为都以促进项目管理的一个或多个子目标的实现为导向,如功能、范围、时间、成本、质量、安全、干系人关系等。在大型医疗 PPP 建设项目集成管理框架中,各管理要素在项目管理过程中共同存在、相互影响,将管理过程整合为涵盖多个项目目标的整体,多个管理要素在项目管理过程中的共存和影响,是项目集成管理的集中体现。下面按照项目管理过程组各个阶段分析项目管理要素的相互关系。

表 6.1　项目管理过程组与项目管理要素

项目管理要素	项目管理过程组				
	启动过程组	规划过程组	执行过程组	监控过程组	收尾过程组
项目整合管理	● 制定项目章程	● 制定项目管理规划	● 指挥项目与团队文化	● 监控项目工作 ● 整体变更控制	● 结束项目或阶段
项目功能管理	● 功能定位	● 规划功能管理 ● 功能策划与优化	● 实施功能保证	● 控制功能	
项目范围管理		● 规划范围管理 ● 调研与挖掘需求 ● 定义范围 ● 创建 WBS		● 确认范围 ● 控制范围	

续表

项目管理要素	项目管理过程组				
	启动过程组	规划过程组	执行过程组	监控过程组	收尾过程组
项目时间管理		● 规划进度管理 ● 定义活动 ● 排列活动顺序 ● 估算活动资源 ● 估算活动时间 ● 制定进度计划		● 控制进度	
项目成本管理		● 规划成本管理 ● 估算成本 ● 制定预算		● 控制成本	
项目质量管理		● 规划质量管理	● 实施质量保证	● 控制质量	
项目安全管理		● 规划安全管理	● 实施安全保证	● 控制安全	
项目干系人管理	● 识别干系人	● 规划干系人管理	● 实施干系人管理	● 控制干系人管理	
项目人力资源管理		● 规划人力资源管理	● 组建项目团队 ● 项目团队建设 ● 管理项目团队		
项目沟通管理		● 规划沟通管理	● 管理沟通	● 控制沟通	
项目风险管理		● 规划风险管理 ● 识别风险 ● 定性风险分析 ● 定量风险分析 ● 风险应对计划		● 控制风险	
项目采购管理		● 规划采购管理	● 实施采购	● 控制采购	● 结束采购

注：本表与 PMBOK 的不同：①增加了功能管理和安全管理，以及相应活动；②整合管理中的指导与管理项目工作改为指挥项目与项目文化建设；③范围管理中的收集需求改为调研与挖掘需求；④干系人管理中的管理干系人改为实施干系人管理，控制关系人参与改为控制干系人管理。

（1）启动过程管理要素集成：启动过程是包含定义一个新项目或现有项目的一个新阶段，授权开始该项目或阶段的一个过程组，管理过程组的起始阶段，启动过程涉及到项目管理各个方面的准备和组织工作。大型医疗 PPP 建设项目全生命周期包括很多阶段和任务，每个阶段和每项任务开始都需要安排启动过程，确保项目章程和识别的干系人全面、有效，利于项目持续、准确对准项目目标、确保项目范围和功能水平，有效管理干系人，实现项目成功。同时也可以通过启动过程，确定项目继续、推迟还是中止，所以启动过程具有一定决策职能。

启动过程定义初步范围、基本功能和初步资源、识别项目干系人、初步选定项目经理等核心成员。项目章程或合同的批准是重要标志，也意味着正式授权。启动过程必须让干系人明了项目功能、范围和目标，并清楚各自的项目角色和项目过程阶段的参与方式、时间等，确保项目总体目标与项目干系人需要和期望一致。项目管理团队组织启动过程，应该安排发起人、客户、项目参加执行团队以及其他需要的干系人，有利于项目增强各个干系人对项目目标、项目阶段、管理任务和过程、干系人组织关系和期望的进一步共识，形成并深化共同的项目价值观，同时大大提高项目沟通水平和效果，同时为后续项目规划、执行、监控、收尾打下坚实基础。

1）整合管理活动：

A. 制定项目章程。

2）目标型核心管理活动：

A. 功能定位；

B. 识别干系人。

3）管理型辅助管理活动：

如图 6.24 所示。

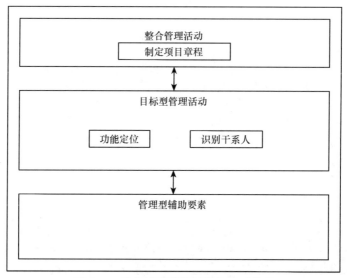

图 6.24　启动过程管理要素的相互关系

（2）规划过程管理要素集成：古语讲："凡事预则立，不预则废。"可见规划过程对项目成功至关重要。规划过程包括明确项目功能、项目范围，定义和优化项目目标，为实现项目目标制定执行方案的一组过程。规划过程成果主要包括项目管理计划和项目文件。由于项目的复杂性和多干系人特点，这一过程会涉及很多以前做过的工作，所以包含很多项目管理要素及相关活动。多项目管理要素并存，同时相互联系、作用、综合、整合、集成在这一过程中表现突出。

规划过程的项目管理活动可以分为两类：目标型核心管理要素和管理型辅助要素。目标型核心管理要素完成项目必需的关键管理活动，这些活动互相之间有很明确的关联性，在多数项目中需要按相同的次序来实施。由于项目信息和特性不断增多，项目管理规划过程是一个多次推进与反馈的过程，也是一个"渐进明细"的过程，项目规划过程和文件编制是一个反复进行的持续优化过程，也是一个不断管理变化的过程。这样通过规划过程为项目制定战略、战术及执行方案和路径，获得干系人的参与和认可。

1）整合管理活动包括：

A. 制定项目管理计划。

2）目标型核心管理活动包括：

A. 规划功能管理：描述如何定义、确认和控制项目功能实现的过程，主要输出包括功能管理计划；

B. 功能策划与优化：根据项目功能定位，制定项目和产品功能说明及优化的过程，明确产品、服务或成果的功能，主要输出项目功能说明书和项目功能持续优化计划；

C. 规划范围管理：描述如何定义、确认和控制项目范围的过程，主要输出包括范围管理计划和需求管理计划；

D. 调研与挖掘需求：为实现项目目标，满足干系人期望，识别、分析、研究和挖掘干系人需要和需求的过程，主要输出包括需求文件和需求跟踪矩阵；

E. 定义范围：制定项目和产品详细描述的过程，明确产品、服务或成果的边界，主要输出项目范围说明书；

F. 创建 WBS：把项目可交付成果和项目工作分解成较小的、更易于管理的组成部分的过程，主要输出包括范围基准，提供一个结构化的视图；

G. 规划进度管理：为规划、编制、管理、执行和控制项目进度而制定的政策、程序和文档的过程，主要输出项目进度管理计划；

H. 定义活动：识别和记录项目可交付成果需要采取的具体活动的过程，主要是将项目工作分解为活动，为估算、进度规划、执行、监控提供基础，主要输出包括活动清单及属性、里程碑活动清单；

I. 排列活动顺序：确定项目活动之间相互关联关系的过程，定义活动之间的逻辑顺序，以便在项目制约条件下获得最高的效率，主要输出项目进度网络图；

J. 估算活动资源：估算执行各项活动所需的人员、材料、设备或用品的种类和数量的过程，主要输出获得资源需求、资源分解结构等；

K. 估算活动持续时间：估算完成单项活动所需的时间的过程，主要输出活动花费持续时间量；

L. 制定进度计划：分析活动顺序、持续时间、资源需求和进度制约因素，制定进度计划，主要输出进度基准、进度计划、项目日历等；

M. 规划成本管理：为规划、管理、花费和控制项目成本而制定政策、程序和文档的过程，输出成本管理计划；

N. 估算成本：对项目活动所需资金进行估算的过程，主要输出成本估算及估算依据；

O. 制定预算：汇总单项活动或工作包的估算成本，建立一个经批准的成本基准的过程，主要输出成本基准、项目资金需求；

P. 规划质量管理：是识别项目及其可交付成果的质量要求和/或标准，并书面描述项目如何达到质量要求的过程，主要输出包括质量管理计划、过程改进计划、质量测量指标等；

Q. 规划安全管理：确定项目安全要求和/或标准，并书面描述如何达到安全要求的过程，输出安全管理计划；

R. 规划干系人管理：基于对干系人的需要、利益及其对项目成功的潜在影响的分析，制定合适的管理策略，以有效调动干系人参与整个项目生命周期的过程，输出干系人管理计划。

3）管理型辅助管理活动包括：管理型辅助管理活动是指为项目顺利完成提供支持的活动，与目标型核心管理活动相比它们在执行的具体方法和时间上更为灵活。不同性质的项目对辅助活动的要求也不同。规划过程辅助管理活动包括：

A. 规划人力资源管理：制定项目角色、职责、所需技能、报告关系，并编制人员配备管理计划的过程，主要完成项目组织图、人员招聘和管理，输出人力资源管理计划；

B. 规划沟通管理：根据干系人的信息需要和要求及组织的可用资产情况，制定合适的沟通方式和计划的过程，目的是建立与干系人的高效沟通，主要输出沟通管理计划；

C. 规划风险管理：确定如何实施风险管理活动，确保风险管理的程度、类型和可见度与风险及项目对组织的重要性相匹配，这一过程有利于项目干系人的沟通并促进他们参与和支持，输出项目风险管理计划。

D. 识别风险：判断可能影响项目的风险，明确其特征的管理过程，输出风险等级册；

E. 定性风险分析：评估并分析风险的概率和影响，对风险进行有限排序，为后续工作提供基础，这项工作使项目经理能够降低项目的不确定性级别，并重点关注高优先级的风险；

F. 定量风险分析：将已经是别的风险对项目整体目标的影响进行定量分析的过程，量化风险利于项目决策；

G. 风险应对计划：制定降低威胁、确保项目顺利进行，实现项目目标的方案和措施的过程，将风险应对所需的资源和活动加入项目预算、项目进度和项目管理计划之中；

H. 规划采购管理：进行项目采购决策、明确采购方法、识别潜在供应商的过程，主要确定项目是否需要外部供应商，采购的内容、数量和要求、如何采购、何时采购，主要输出包括采购管理计划、采购工作说明书、采购文件、供方选择标准、自制或外购决策、变更请求等。

任何一个项目管理过程都不是由针对各个目标的项目管理活动简单的彼此叠加而成的，各个活动依据这种逻辑和时间上的相互关系集成为一个整体。如图 6.25 所示。

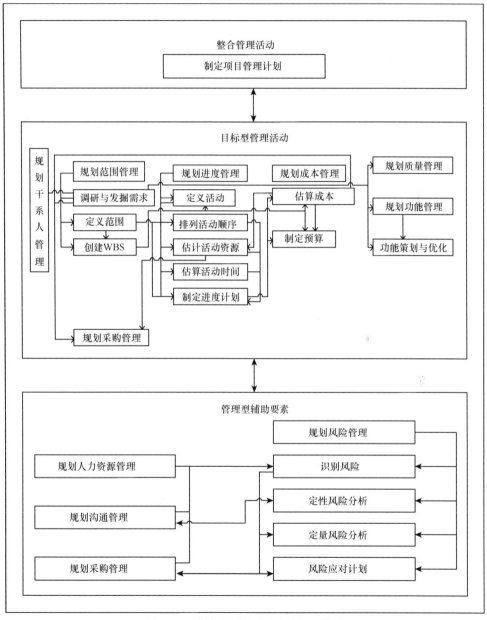

图 6.25　计划过程管理活动的相互关系

（3）执行过程管理要素集成　执行过程是完成项目管理计划中确定的各项工作，

满足项目各项基准要求的过程，是产品或服务形成的阶段，协调人力和资源，管理干系人期望，整合并实施项目工作。这一过程中多个项目管理要素及管理活动并存，并相互联系、影响、作用。项目执行的结果可能引发计划更新和基准重建，包括估算的活动持续时间、估算的价格、变更资源生产率和可用性、以及潜在的风险等。项目执行过程是项目构建的关键阶段，大部分预算将花费在这一过程。

1）整合管理活动包括：指挥项目管理工作和项目文化；领导和执行项目管理计划中所确定的工作，并实施已批准变更的过程，主要输出包括可交付成果、工作绩效数据、和谐的项目文化、变更请求等。

2）核心管理活动包括：

A. 实施功能保证：审计功能要求和功能控制测量结果，确保采用合理的功能标准和操作性定义的过程，本过程主要是促进功能过程持续改进，主要输出变更请求、项目管理计划更新等；

B. 实施质量保证：审计质量要求和质量控制测量结果，确保采用合理的质量标准和操作性定义的过程，本过程主要是促进质量过程改进，主要输出变更请求、项目管理计划更新等；

C. 实施安全保证：审计安全要求和安全控制测量结果，确保采用合理的安全标准和操作性定义的过程，本过程主要是促进安全过程改进，主要输出变更请求、项目管理计划更新等；

D. 实施干系人管理：在项目生命周期中，与干系人进行沟通和协作，并满足干系人需要和期望，解决实际问题，促进干系人合理参与项目活动的过程，目的是促使干系人减少对项目经理及管理团队工作的负面影响，增加支持，显著提高项目成功性。

3）管理型辅助管理活动：

A. 组建团队：确认人力资源条件，并为开展项目活动而组建团队的过程，指导团队选择和职责分配，形成一个成功的团队，主要输出项目人员分派、资源日历；

B. 团队建设：促进团队成员互动与沟通，改善团队整体氛围，提高工作能力和项目绩效，激励团队成员、改进团队协作，主要输出团队绩效评价；

C. 管理项目团队：根据团队表现，提供反馈，解决问题，优化项目绩效的过程，主要作用是管理冲突，评估团队绩效，影响团队行为，主要输出变更请求、项目管理计划更新；

D. 管理沟通：根据沟通管理计划，生成、收集、分发、储存、检索及最终处置项目信息的过程，促进干系人之间高效的沟通；

E. 实施采购：获取供应方响应，选择供应方并签订合同的过程，通过达成协议，使项目内外部干系人的期望协调一致，主要输出选定的供应方、协议/合同、资源日历等。

各个管理活动间的逻辑关系和时间的相互关系。如图 6.26 所示。

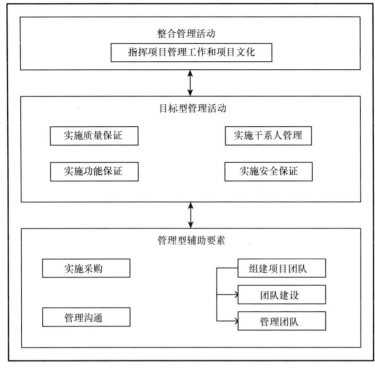

图 6.26　执行过程各项管理活动的相互关系

（4）监控过程管理要素集成：监控过程是覆盖项目全生命周期的、是全管理过程的，主要包含跟踪、审查和调整项目进展与绩效，分析、确定必要的计划变更并启动变更的过程。主要任务是实时对项目启动、计划、执行及项目绩效进行测量和分析，得出偏差。建设项目集成化管理体系中必需有规律地测量项目工作，各个项目管理过程中存在的差异都被纳入监控过程中，一旦发现出现了重大差异，如对项目目标构成威胁的差异，就需要对项目计划加以调整。如一项活动延迟，需要延迟时间或根据对成本预算及进度安排权衡并调整目前的人员和资源。监控主要包括管理变更、实时过程监控、启动纠偏，同时包括对潜在问题的预防。

1）整合管理活动包括：

A. 监控项目工作：跟踪、审查和报告项目进展，以实现项目管理计划中确定的绩效目标的过程，使干系人了解项目实时状态，已进行的项目管理活动和项目任务，以及对项目整体目标和项目功能、范围、质量、进度、成本、安全、干系人关系等目标的趋势预测。主要输出变更请求、工作绩效报告、项目管理计划更新等；

B. 实施整体变更控制：审查和分析变更申请、批准或否决变更，有效管理各项变更，并对变更及其影响与有关干系人沟通的过程。通常变更涉及多个阶段、多个管理过程、多个专业技术、多种资源、多个干系人、多个目标，所以整合管理、集成管理是整体变更控制的重要特点。

2）目标型核心管理活动包括：

A. 控制功能：监督项目和产品、服务达到的功能状态，管理功能基准变更过程，主要输出工作绩效信息、验收的可交付成果功能状态、变更请求、项目管理计划更新等；

B. 确认范围：正式验收项目完成可交付成果的过程，同时促进最终产品或服务获得验收可能性，主要输出验收的可交付成果、变更请求、工作绩效信息等；

C. 控制范围：监督项目和产品的范围状态，管理范围基准变更的过程，主要输出工作绩效信息、变更请求、项目管理计划更新等；

D. 控制进度：监督项目状态、跟踪项目进度、管理进度基准、测量差异，启动纠偏，实现计划的过程，主要输出包括工作绩效信息、进度预测、变更申请、管理计划更新等；

E. 控制成本：监督项目状态，跟踪项目成本，管理成本基准变更，测量差异，启动纠偏，降低风险，主要输出包括工作绩效信息、成本预测、变更请求、项目管理计划更新等；

F. 控制质量：监督、检查并记录质量活动执行结果，进行质量评估，并发起必要变更的过程，主要作用包括分析过程控制和质量低劣原因，并采取相应措施，最终确认项目可交付成果及项目工作达到项目质量目标，满足干系人既定需求，进行验收。主要输出包括质量测量结果、批准的变更、确认的可交付成果、工作绩效信息、变更申请等；

G. 控制安全：监督、检查并记录安全管理活动执行结果，进行安全评估，并发起必要变更的过程，主要作用包括分析过程控制和安全问题的原因，并采取相应措施，最终确认项目的可交付成果及项目工作达到项目安全目标。主要输出包括安全管理测量结果、批准的变更、工作绩效信息、变更申请等；

H. 干系人管理控制：全尺度监督项目干系人关系，优化项目计划和策略、促进干系人参与，支持项目进行，降低风险，达到干系人期望，主要输出工作绩效信息、变更申请、项目管理计划更新等。

3）管理型辅助管理活动包括：

A. 控制沟通：在项目全生命周期中对沟通进行监督和控制的过程，满足干系人项目信息需求，实现信息沟通最优化，主要输出包括工作绩效信息、变更申请、项目管理计划更新；

B. 控制风险：跟踪风险、实施风险应对、监督残余风险、识别新风险，以及评估风险过程有效性的过程，主要目的是提高风险应对效率，优化风险应对，主要输出包括工作绩效信息、变更申请、项目管理计划更新；

C. 控制采购：跟踪、监督合同执行，管理采购供应关系，并根据需要实施变更和采取纠偏措施的过程，确保各方履约守法、满足采购需求。主要输出工作绩效信息、变更申请、项目管理计划更新。

如图 6.27 所示：

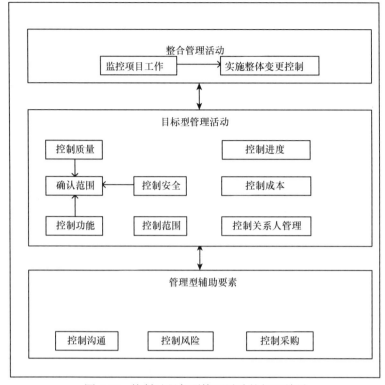

图 6.27　控制过程各项管理活动的相互关系

（5）收尾过程管理要素集成：收尾过程组包括完结所有项目管理过程的所有活动，正式结束项目或阶段或合同责任的过程，标志着项目或项目阶段的结束，也适用于项目取消、中止及其他突发致使项目停止情况，也可能是由于索赔、终止条款、诉讼等原因，合同无法结束，可能需要向其他部门转移某些项目活动，并办理相应交接手续。项目或阶段收尾过程，需要完成客户/发起人验收、后评价、项目记录、项目档案、结束采购协议、团队评估并解散等。

1）整合管理要素集成：

结束项目或阶段：完结项目所有项目管理过程的所有活动，管理收尾，正式结束项目或阶段的过程，目的是结束项目，总结经验和教训，进行知识管理。

2）目标型核心管理要素集成。

3）管理型辅助管理要素集成：

结束采购：完结项目各项采购工作，合同收尾，各种信息和资料归档。

如图 6.28 所示：

综合上述，各个项目阶段以及各个项目管理过程之间有着非常复杂的内在联系，各管理过程中又包含多项相对独立又密切相关的项目管理工作。根据大型医疗 PPP 建设项目特点，可以看出有一些过程可能没有描述十分具体，但项目经理和项目管理团队必须要明确和管理所有目标型核心管理要素和管理型辅助管理要素的各个过程。此外，对于大型医疗 PPP 建设项目，在功能管理和范围管理应把医疗服务专业作为工作重点，以满足政府、公立医院、社会资本方、公众及医疗专业供应方的需要和需求，如专业医疗工艺策划与规划、医疗建筑设计、净化手术部、重症监护室、中心供应、大型医疗设备，等等。

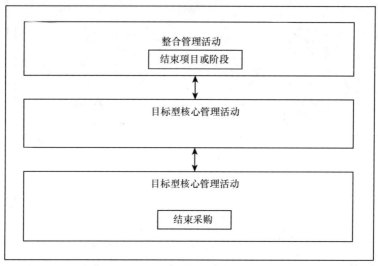

图 6.28　收尾过程管理活动的相互关系

也有一些项目可能有外部预先确定了强制性约束条件，功能定位、预算、时间、范围、运营经济性等，这样项目目标不是由计划编制过程决定，而是应该充分考虑精准定位、限时实施、限额设计、运营成本等因素。

第三节　大型医疗 PPP 建设项目知识与方法集成

一、知识与知识管理

1. 知识的定义与特点[159~160]

知识是一个非常广泛、复杂和抽象甚至模糊的概念，从知识的角度看，人类历史就是知识发展史。《现代汉语词典》（第 5 版）将知识定义为"人们在社会实践中所获得的认识和经验的总和"。1996 年，联合国经济合作与发展组织（OECD）在发表的《以知识为基础的经济》报告中指出"知识是人类迄今为止通过思索、研究和实践所获得的对世界认识的总和"，并系统地将知识归纳为四种类型：事实知识（Know-what）、原理知识（Know-why）、技能知识（Know-how）和人力知识（Know-who）。德鲁克认为："21 世纪的组织，最有价值的资产是组织内的知识工作者和他们的生产力。"在信息时代里，知识已成为资产，组织和个人的最重要任务就是对知识进行管理，通过知识形成竞争力。知识管理（Knowledge management，KM）已经成为重大的机遇和挑战。

Wiig（1993）强调心智模式内的组成元素，认为知识包括一些事实（Truth）信念、观点（Perspective）、观念（Concept）、判断（Judgment）、期望（Expectation）、方法论（Methodology）与实用知识（Know-how）等。Spek & Spijkervet（1997）强调知识的筛选、验证、认定过程（被证实为正确和真实的）和运用，认为知识包括一切人类认为是正确且真实的洞察力（Insight）、经验和程序等，它可以用来指导人类的思考、行为与沟通。Davenport & Prusak（1998）对知识的定义重点为：

（1）知识的形态　知识是一个流动、动态的混合体，随着刺激和学习随时改变更新。

（2）组成元素　组成元素包括经验、价值观、情景信息和专业洞察力。

（3）主要功能　它能提供一个参考结构来评估与整合新刺激所产生的信息与经验，形成新的结构（学习）并可以指导决策和行为。

（4）储存主体　它由知者（Knower）的心智产生并被利用。在组织内不仅存在于文件与知识库中，也存在于例行的工作、流程、实践与文化中。

理解知识的概念，很重要的一点就是要区分知识与数据、信息之间的关系。

数据（Data）：通常是指具体、客观的事实和数字，是按照一定规则排列组合的物理符号，其本身没有任何意义，它们没有经过分析、处理，表现形式有有数字、文字、声音和图像等，数据的加工、存储和处理过程决定了数据的价值，是产生信息的基本原材料。信息（Information）：是有组织的数据，是隐含在数据中的内在逻辑和规律，是对数据进行分析处理后所获取的有意义的消息；信息中包含了数据的上下文，被用于有限的时间和范围内。知识（Knowledge）：是结合了经验、背景、上下文和解释的信息，是有价值的信息，包含了对信息的理解，使信息具有实践中的可操作性。

有学者把数据、信息、知识的关系表示成金字塔型。金字塔顶端的智慧是知识的具体运用，底端的数据是一切信息、知识和智慧的来源[161~162]，如图 6.29 所示。人们对无序的数据进行整理，规范为有序的信息，对信息进行学习挖掘，转化为知识，对知识进行体验，转化为智慧，从而获得更多的以隐性方式表现的知识。

中国台湾中山大学林东清教授对知识的主要特点进行了总结[163]，如表 6.2 所示。

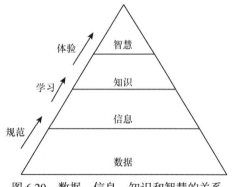

图 6.29　数据、信息、知识和智慧的关系

表 6.2 知识的主要特点

知识的特点	说明
知识是隐性的	知识存储在个人心智模型内，大都是隐性的，很难定义，也很难模仿
知识是行动导向的	知识能直接指导人类的行动，有形动的知识才有价值
知识是动态的	知识随着人的心智模型不断地学习并随时修正
知识是主观独特的	同样的现象，每个人的了解和解释都不会完全一样
知识可以复制和再利用	通过适当的程序，好的知识可以由复制转移到其他场所再利用
知识不会磨损	知识运用及分享的人再多，其价值也不会因此而磨损
知识就是力量	有了知识与能力，就具有主导资源，就具有影响他人的力量
知识就是不完全竞争	由于知识的质量具有差异性，所以不是产品无差异性的完全竞争市场
知识有无限延展性	知识通过不断学习、交流及综合效益而产生，可以被无限地延展，潜力无穷

按照林东清的分类方法，从抽象程度、可呈现程度、存储的单位和现象的了解和利用目的四个角度对知识进行分类，具体见表 6.3。

表 6.3 知识分类

分类准则	知识的类别
抽象程度	理论知识和实践知识
可呈现程度	隐性知识和显性知识、认知隐性和技巧隐性
存储的单位	员工个人知识和组织知识
现象的了解和利用目的	描述性知识、程序性知识、因果性知识、情境性知识、关系性知识

（1）显性知识结构化 将显性知识加以分类、整理、加工使之结构化、条理化，便于存储和学习。

（2）隐性知识外显化 将隐性知识加以描述、类比和演示使之外显化，便于交流和共享。

（3）个体知识团体化 将个体知识在团体中分享、交流，使之转化为团队每个成员都具备的知识。

（4）外部知识内部化 将外部的知识加以引进、学习、吸收，转化为团体内部知识。

（5）组织知识产品化 将组织所具备的知识进行加工、提炼，开发成产品（如知识库、专家系统），使知识得到更广泛的利用。

2. 知识管理

早在 16 世纪，英国哲学家弗兰西斯·培根（Francis Bacon）就曾说过"知识就是力量"，这是人类对知识重要性的经典诠释。知识管理起步从 20 世纪 60 年代开始，1986 年美国管理咨询专家卡尔·威格（Karl Wiig）首先在联合国国际劳工大会上提出知识管理概念，他认为知识管理是系统、明确、有计划地构建、更新、应用知识，实现组织内部知识相关效能的最大化[164]。20 世纪 90 年代后，产生了一批关键人物和经典著作，如美国学者彼得·圣吉（Peter Senge）出版了《第五项修炼：学习型组织的艺术与实务》（1990）[165]，日本学者野中郁次郎（Ikujiro Nonaka）和竹内广隆（Hirotaka Takeuchi）编著了《创造知识的公司：日本公司如何建立创新动力机制》[166]，美国学者阿姆瑞特·蒂瓦纳（Amrit Tiwana）出版了《知识管理工具箱：创建知识管理系统的实用技术》[167]。

经过十几年的发展，2000 年被确认为知识管理年。同时应运而生了一大批知识型企业和组织，如麦肯锡、谷歌、丰田、本田、苹果、微软、IBM、三星、微软、施乐、惠普等。

知识管理以知识获取与积累为基础，通过知识交流与学习，目标是知识的吸收和创造，并有效地开发利用知识，实现知识的价值，从而最终达到充分利用知识获得机会、创造效益、获得竞争优势的目的。知识管理研究涉及多个学科领域，除信息技术以外，还包括管理科学、社会科学、经济学、组织文化、人力资源、决策科学等领域。信息技术以及计算机科学促进知识管理快速发展，相关技术包括信息检索、数据挖掘、统计分析、知识工程、工作流、人工智能、智能 AGNET、互联网等。

斯威比（Karl E.Sveiby）从认识论的角度对知识管理的定义是：知识管理是利用组织的无形资产创造价值的艺术。斯威比[168]于 1986 年用瑞典文出版了《怎样将公司管好》，使他成为知识管理理论与实践的"瑞典运动"的思想源泉。

Wiig（1997）认为知识管理是指组织有系统、明确地对其知识资产（Knowledge Asset）进行充分的探索（Explore）与运用（Exploit），以提升组织内相关工作绩效，并能达到报酬的极大化。该定义强调知识资产（包括个人、专利及智力财产）的充分探索、利用和开发，并努力提升与知识相关工作的绩效。Beckman（1997）认为知识管理是指组织利用正式的管理渠道获取有用的经验、知识和专业能力，使其能帮助组织创造新能力、提升绩效、促进研发并强化顾客的价值。该定义强调知识管理的管理内容和对组织的目的。达文波特（Davenport）的定义：知识管理真正的显著方面分为两个重要类别，即知识的创造和知识的运用。可以说，知识管理是使知识这种无形资产在组织运作中产生价值的过程。知识管理就是如何最有效地利用内部和外部的知识，从而达到组织目标。APCQ（美国生产力和质量中心）对知识管理的定义是：知识管理应该是组织一种有意识采取的战略，它保证能够在最需要的时间将最需要的知识传送给最需要的人。这样可以帮助人们共享信息，并进而将之通过不同的方式付诸实践，最终达到提高组织业绩的目的。

知识管理特征如下[169]：①知识管理依赖于知识，由于知识识别、获取、整理过程中，环节众多，机制复杂，必须加强基础管理，确保组织内知识不断地生成和发展；②知识管理是以知识为中心的管理，强调管理特性，就是通过知识管理实现知识显性化和共享，以提升绩效为目的；③知识管理是按照知识的存在过程与业务流程的结合，可将知识管理区分为知识的生成管理、积累管理、应用管理和交流管理 4 个环节，通过对每一环节的改进和增值，最终实现组织整体"知识创造价值"效率的提高；④知识管理作为管理方法，存在于组织的各个层面和各个领域；⑤知识管理的核心是"知识增值"，因此"知识创造价值"是知识管理对业务流程进行改进和变革的基础要求。

综上所述，知识管理的实质是对知识客体、知识主体和知识环境的三重管理，知识客体即知识本身，知识主体即知识的拥有者和创造者——人，知识环境即知识的交流利用场所——组织。知识管理最终目标是实现知识共享和知识创新，运用集体智慧提升竞争能力。

3. 知识管理技术

知识管理技术主要包括：文档检索、数据挖掘、基于案例的推理、本体与语义Web、工作流与商务智能，它们在面向的研究对象、主要目标之间存在一定的区别，具有各自的优势和劣势[170]。具体比较如表 6.4 所示。

表 6.4　知识管理技术比较表

知识管理技术	面向对象	主要目标	优势	劣势
文档检索	需求分析	了解需求与文档之间关系	检索成本低	准确性较差
数据挖掘	海量显性信息	发现显性信息中的隐性关联，形成知识库	目标明确，准确性高	过程相对复杂
基于案例的推理	过去问题处理经验	通过类推，解决新问题	原有案例进行推理论证，知识准确性高	受相似案例存在的约束
本体与语义 Web	共享知识	知识的共享和重用	本体不受领域限制，处理过程自动化	通过计算机语言实现，比较抽象
工作流与商务智能	业务流程	进行业务流程管理	过程清晰，便于控制	涉及学科知识丰富、人员素质要求较高

（1）文档检索技术主要是通过大量的文档资料检索，查找需求与资料之间的关系，成本比较低，属于个人行为，由于是参考相近项目资料，准确性相对较低，易出误差。

（2）数据挖掘技术是通过对海量的显性信息中隐性关联的剖析，并形成知识库，实现信息的共享和升华，目标明确，准确性较高，过程相对复杂，成本较高。

（3）基于案例的推理技术通过对案例分析和总结的经验、教训来解决新问题的技术，过程中通过类推，增强了结果的准确性。

（4）本体与语义 Web 技术通过技术手段让计算机能够理解并自动处理 Web 上的内容，从而实现了知识的共享和重用，简化操作过程。

（5）工作流与商务智能主要是通过建立一定的模型实现工作流的管理，过程清晰，便于控制，对具体操作者有一定的素质要求。

在上述知识管理技术基础上，开发了一些知识管理的工具。由斯坦福大学开发的通用知识管理工具 Protégé，主要面向领域专家开发基于知识的系统，用于问题求解和决策制定，实现基于知识的知识管理。该工具允许用户定义领域本体、创建知识获取工具、管理知识库、执行问题求解方法。Protégé 内部定义了与 OKBC（Open Knowledge Base Connectivity）兼容的知识模型，以支持柔性的知识表示和外部知识库访问。该工具简化了基于知识的系统的开发与维护。它的另一个特点是支持用户插入新的组件来实现新的功能，从而易于用户对工具进行扩展，以满足特定的需求。JASPERII 是一个通用的、以文档管理为主的软件系统。同时，该系统与虚拟社区（Virtual Communities）紧密结合又使其区别于传统的文档管理工具，体现了知识管理的特色。该工具通过 AGENT 来实现对系统内外资源的组织、摘要和共享，主要功能与技术特点包括：基于对虚拟社区中人员信息的分析来实现知识的主动传递，通过用户行为分析实现人员特征信息的自适应维护、通过建立兴趣相近人员之间的联系来实现对隐性知识的管理。集成知识管理工具 HYPERWAVE，这是一个商业化的知识管理系统，主要功能包括内容管理、文档管理、企业信息门户（EIP）、工作流、协同工作、信息发现和在线学习。从系统结构上，该工具主要通过 4 个组件为组织内部的整个知识生命周期提供支持：信息服务器、企业信息门户、知识组件、在线学习组件，其中信息服务器是该软件系统的核心。软件同时支持制定与其他后端应用系统的集成。

4. 知识管理过程

知识管理的基本过程主要包括[161]：

（1）知识获取：主要活动包括定期收集各种度量数据、项目文档和研究报告，鼓励技术和业务交流。

（2）知识处理：主要活动包括整理分析已有的数据、文档和交流的结果，分类存储于知识库中。

（3）知识共享：主要包括建立知识库和专家库，使员工方便学习和交流知识，并及时联系。

（4）知识创新：只要活动包括在工作中改进现有过程，归纳总结新知识，交流新观点和新经验。

通过这四个步骤，实现个人之间、个人与企业之间的知识传递，最终又产生新的知识。知识管理是一个往复、螺旋上升的动态过程，如图 6.30 所示。

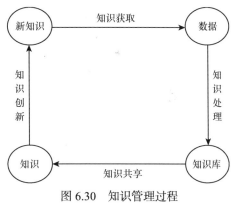

图 6.30　知识管理过程

二、大型医疗 PPP 建设项目管理知识集成的涵义

随着知识经济的兴起和发展，大型医疗 PPP 建设项目管理出现了一些新的特点，知识生产率成为衡量项目效率的主要标准，如何获取知识、运用知识，已经成为促进项目成功的关键因素。大型医疗 PPP 建设项目既是劳动密集型行业，更是知识密集型行业，它的输入、产出和管理都涉及到广泛的知识运用和智力的创造性活动。同时，项目一次性、项目团队的临时性、成员来源的广泛性和知识结构的复杂性等特点给项目管理带来很大挑战。

（一）大型医疗 PPP 建设项目管理知识集成动因

1. 大型医疗 PPP 建设项目特点与知识管理

大型医疗 PPP 建设项目是一个复杂的巨系统问题。

首先，知识管理贯穿了项目的整个生命周期的每一个阶段；

第二，知识管理渗透了项目管理全要素的各个方面；

最后，项目环境中涉及的项目组织、项目文化、项目信息，尤其是包括政府部门、媒体、公众在内的利益相关者之间的知识交互、共享效果很大程度上决定了项目的成败。

上述原因是建设项目管理知识集成的最大动机。项目管理知识问题主要包括以下几个方面[171~172]：

（1）项目过程中知识超载，理出方案非常困难。大型医疗 PPP 建设项目管理是一个不断推进和迭代的过程，中间涉及大量的文档、数据、信息，形成知识的高度超载。项目实施过程中无法及时对冗杂的知识进行总结分析，很大程度上影响项目成功。

（2）知识的忽视与误解，各阶段、各要素、各组织之间交流和分享困难。项目的主要参与者多样性、实力水平的参差性。由于不重视相互间隐性知识的挖掘和共享，知识转移无法实现，无法交流。

（3）知识的矛盾，双方产生冲突与不合作。大型医疗 PPP 建设项目的主要参与者在项目实施过程中处于不同的角色位置，思维方式及阶段目标不一致，利益冲突。例如，政府更关注法律法规和投资来源；项目业主更多的精力集中在项目功能；施工单位以履约实现利润最大化为目标。

从知识经济时代结合大型医疗 PPP 建设项目特点看，项目管理能力来源于其所拥有的知识。从现实角度看，大型医疗 PPP 建设项目管理问题与知识管理缺乏密切相关[173~174]：

（1）当项目决策中，决策层掌握的有关项目的信息、知识及应用知识的能力是项目成功的最关键因素。但在实践中，往往出现"外行领导内行"，决策靠"拍脑袋、凭经验"的情况。

（2）没有有效地管理项目文档，随着项目的推进项目信息越来越多，相互间关系越来越复杂，很多项目面对的是一堆杂乱的资料和不一致的信息。

（3）缺乏知识的交流和分享，不同阶段、不同参与方、不同管理要素之间缺乏知识的识别、处理、传递、共享，导致设计失误大量变更、工作交叉出现返工、赶工期而降低了工程质量等情况。

（4）没有一个有效的信息沟通、共享平台，信息的传播效率低，信息界面管理粗犷，信息是分散的、无序的、不便查询和跟踪的。各个分散独立的管理系统造成信息孤岛，没有共享和整合。缺乏有效的手段跟踪观察项目的历史状况、演变、进展。

以上这些常见的问题归根到底是没有很好地进行项目知识集成管理。

2. 大型医疗 PPP 建设项目管理信息化与知识管理[175]

大型医疗 PPP 建设项目应用推广现代信息技术，合理开发利用资源，建立适应的模式来促进项目成功，提高项目管理决策的效率和水平，提高大型医疗 PPP 建设项目的社会效益和经济效益。项目信息化的根本目的是实现项目建设过程的自动化、网络化及决策管理的智能化。知识管理是一个复杂的系统工程，受到对方面因素的影响。归结起来，其中的主要因素是项目文化、项目管理模式、管理策略和信息技术四个方面：

（1）项目文化是指知识管理水平不断提升的原动力，但也是软件过程改进和知识管理的最大障碍。

（2）项目管理模式是成功的知识管理的根本保证。建立有效的、与知识管理相适应的管理模式，应该重视建立学习型组织并进行流程重组，完善必要的措施，以促进知识共享和创新。

（3）管理策略为知识管理指引正确的方向。主要包括四种策略：信息化策略、人性化策略、以人为本的综合化策略和以技术为主的综合化策略。

（4）知识管理离不开信息技术的有利支持。

（二）大型医疗 PPP 建设项目管理知识集成的涵义

项目特点的临时性和独特性，不同于组织存在的目的，也就造成项目知识难以得到重用和共享。当项目的特定目的得以实现或其他原因终止后，项目组和参建单位解散，重新组合形成新的项目参与者。Martin Schindler 和 Martin J. Eppler 认为，项目知识的积累难度体现在以下方面[176]：项目接近完工时的时间压力（完工压力及项目人员行将解散）；项目中的错误行为不便进行总结和分析；缺乏沟通难以实现对经验及教训的准确描述；缺乏项目知识总结的方法，低估了系统地归纳项目知识的复杂性；项目操作手册中对工作程序的重视程度不足；未能将知识融入项目工作流程之中；项目组成员无法通过一个有形的显性知识载体直接获取知识；项目成员的流动性限制了项目管理知识的总结和积累。

Bowen 等认为，应该将知识管理目标融入项目目标[177]。项目实施前，业主与其他参与方之间会对项目的总体目标及各种可执行目标达成一致，项目的目标将成为以后项目活动的中心和依据。然而，项目环境下的知识管理需要项目目标确定时，不仅要考虑项目的实物产出和有形产出，更要关心项目对企业知识库的贡献。换句话说，任何一个项目应该有两个明确目标，一是具体项目产品的开发目标，另一个是推动组织学习。这种变化伴随着人们逐渐认识到项目对企业能力的影响而形成的。

Bresnen 等认为，项目的独特性特点造成在项目过程中，存在大量的非连续性，如人员、材料和信息的变化，因此很难形成有利于知识获取的稳定的工作程序。特别是建设项目，各参与方都有自己的项目组、不同的专业知识背景和专业语言，这种分隔的组织模式阻碍了知识的流动。因此，项目环境下的知识获取、分享和利用主要取决于社会关系形式（Social Patterns），因此项目环境下的知识管理应强调建立知识社区（Knowledge Community）的作用[178]。

认知模式（Cognitive Model）强调知识的编码（Codification），主要涉及运用信息技术与沟通方法实现组织内知识的存储和流动。这种方法，随着现代 IT 技术的发展、各种软件和 Intranet 的使用，对于显性知识的管理起很重要的作用。社区模式（Community Model）注重知识的隐性方面，特别是植根于某些专门社会团体（Social Groups）的隐性知识。社区模式强调项目组织成员之间建立相互信任、共同的宗旨和价值观，通过共同工作以协作的方式分享知识。这种模式以共享的意识和相互理解为基础。

Grant 认为，一个组织的知识集成能力体现在其专有知识多样性（Diversity）和战略价值（Strategic Value）上，以及该组织有效集成知识的能力[179]。对知识的集成能力由以下两个管理机制决定：一方面是引导能力（Direction），即并非要求专业技术人员懂得所有领域的知识，但可通过引导，使各领域的专业人员将知识显化，加强沟通实现知识共享；另一个方面是日常工作程序（Routines），借助于将知识融入日常工作程序，简化显性知识的沟通和传递时间。

除上述两种机制以外，Grant 认为，组织的知识集成能力体现在三方面，即知识集成的效率、知识集成的范围及知识集成的柔性。集成的范围，包括知识内容的范围和知识来源的范围；集成的柔性，方便知识不断地得到补充和更新，因而知识集成系统的柔性是知识集成成败的重要指标；集成的效率，知识管理的目的可概括为创造知识并利用知识，在知识集成系统中，知识应该能够便捷地到达知识的使用者。

Newell 和 Huang 认为项目环境下知识集成，其本质是项目组成员通过共同努力及利用社会网络资源的过程，目的在于改善项目产出。项目组成员的实践经验、以往知识集成的经验及社会资本直接影响到项目成员的协作程度，进而决定了知识集成的效率和范围[180]。

Fernie 等认为知识具有很强的个体性且伴随着环境的不同而产生差异，知识与所处的环境的关系增加了知识管理的难度[181]。知识并不是一种在任何环境下都保持不变的商品，可以轻易地获取和转化。因此知识管理不应该仅仅依靠 IT 技术，以开发出信息系统作为终极目标。实际上，在项目环境下，任何知识管理方法都不可避免地涉及到知识的基础——个体知识，因此隐性知识之间的传递和共享，即知识的社会化，起到至关重要的作用。

（三）大型医疗 PPP 建设项目管理知识集成模型

大型医疗 PPP 建设项目是一个跨学科、多职能的复杂行为过程，在这个过程中，人们不断地获取、创造和运用知识，从而实现知识的连续循环。因此建设项目过程同时也是知识管理过程。从项目全生命周期角度，项目的每一个阶段和阶段相互间存在知识的共享；从管理要素（职能）角度，每一项管理要素的管理过程和管理要素间知识相互支撑和补充；从组织角度，项目各参与方的知识相互影响和协调，同时每一个参建方组织内部都涉及个体知识、项目经理部知识、企业知识和外部知识，以及它们之间的相互作用；从知识的内容构成上，涉及项目应用领域知识、通用管理知识、项目管理知识和集成管理知识。

　　大型医疗 PPP 建设项目管理知识集成应是在项目全生命周期过程和项目管理要素统一规划，协调一致基础上，项目知识得到有机的组织和关联，并从工作流程出发研究知识的流动，促成项目知识在项目全生命周期过程和项目全面管理要素及项目环境中，得到良好的利用、共享和重用，使项目能够基于当前的知识积累和项目现状，做出正确、适当的项目决策。模型如图 6.31 所示：

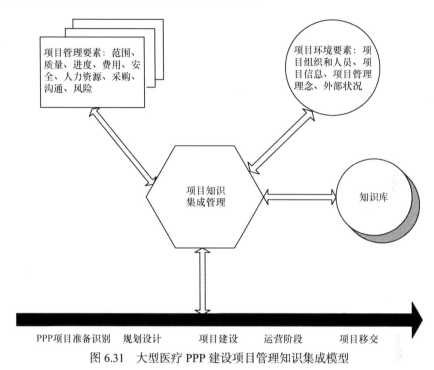

图 6.31　大型医疗 PPP 建设项目管理知识集成模型

　　为实现大型医疗 PPP 建设项目知识的有效获取、处理、共享和创新，有必要建立项目管理中的知识集成系统。图 6.32 描述了大型医疗 PPP 建设项目管理中的知识集成系统的主要功能，更好地辅助项目管理中的知识集成的实施[182]。

三、大型医疗 PPP 建设项目管理知识集成的支撑条件

1. 大型医疗 PPP 建设项目知识形态

　　大型医疗 PPP 建设项目知识包括项目识别与准备、招商、项目融资、项目策划、规划设计、建设实施、运营与移交的所有信息、资料、文档等显性知识及经验、体会等隐性知识，可以说项目管理的过程也是知识管理的过程。主要包括：

　　（1）PPP 和项目管理一般知识　PPP 和项目管理包含的知识和技术、工具等。

　　（2）建设项目工程知识　地基、结构、建筑、规划、机电等专业知识及相关的标准、规范、业务流程。

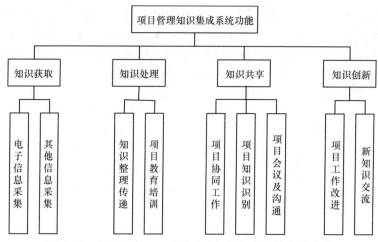

图 6.32　大型医疗 PPP 建设项目知识集成系统主要功能

（3）医疗建设项目专业知识　医疗建筑、医院管理、医疗设备、医药管理、医院运营、医院专项工程等知识和经验。

（4）项目直接产出的知识　PPP 项目实施方案、物有所值评价、政府支付能力评价、项目建议书、项目策划、可研报告、规划设计、建筑方案、初步设计、施工图、施工组织设计、项目运营方案、项目维修保养手册等各种结果性文档。

（5）项目过程产出的知识　项目过程知识也应成为知识管理的重点，包括项目管理规划、项目管理作业计划、施工工法、工程预算、进展报告、会议和总结、经验教训、方式方法等。

项目团队通过对项目进行有效的知识管理，保证项目目标的实现。大型医疗 PPP 建设项目的各个阶段的信息输入、输出都是知识管理的过程，包括知识的收集、处理、挖掘、共享、转移、创造各个阶段。对大型医疗 PPP 建设项目知识进行简单分类，可以分为以下几种：业务知识、员工知识、流程知识、组织存储、项目类型知识、关系知识、知识资产、外部情报等。通过项目管理信息系统平台，PPP 项目合作伙伴及各个项目干系人通过信息流通，实现知识转移与共享，并成型知识库，此外通过互联网实现知识远程传递与共享。

在大型医疗 PPP 建设项目全生命周期里，需要和使用的不同的知识，实践中这些任务和知识可能重叠、交叉，甚至不断重复，也可能出现知识跨越，但都符合一般知识活动的原则：寻找、发现知识源；获取显性知识：文件、报告、软件等；组织沟通以共享隐性知识：管理思想与理念、管理经验与教训、管理文化与领导风格等。

王众托院士认为在项目全生命周期中，需要和使用的知识及这些知识具有各自特点[183]。在项目前期决策阶段，显性知识难以明确和组织，经常运用隐性知识与人际关系形成项目的初步概念，构成了项目各方共享的知识基础和后续知识管理的起点。在项目目标、项目功能、项目范围的确定、项目可行性研究与风险管理中，专家的隐性知识将起到主导作用。这一过程项目合作各方达成共识，并进行决策，急需要经验、理念的隐性知识，又需要大量的显性知识。在项目详细规划和资源配置过程中，要进行工作分解、进度安排与资源计划，需要大多是显性知识，经常应用工具软件完成工作和进行知识管理，同时仍需要保持隐性知识来源（如专家分析、团队经验等）。项目建设实施、运营与控制过程是考验前几步的关键阶段，这时知识管理的任务是一方面及时提供所需要的知识，并检验其正确、恰当与否，另一方面要收集、记录项目进行中产生的知识，并持续改进知识管理系统，需要把显性与隐性知识进行整合与集成。在项目评价与重复运用和发展阶段，应该特别强调学习功能，总结项目经验和教训，涵盖显性知识和隐性知识，形成智慧管理，把知识管理成果推广、发展。

根据以上的论述，本书认为大型医疗 PPP 建设项目管理知识管理就是要在包括知识创造（Creation）、知识共享（Sharing）、知识应用（Utilization）和知识创新（Innovation）的知识管理全过程中将隐性知识和显性知识相互转化，对项目干系人及具体参与人员的各种知识进行有效的组合、补充，使这些知识逐步聚集并转化为项目共享的知识。

2. 大型医疗 PPP 建设项目管理知识管理方法框架

本书借鉴 Wiig 教授提出的知识管理方法论的框架[184]，以大型医疗 PPP 建设项目工作流程为对象，通过分析，提炼知识并将知识融入工作流程之中。如图 6.33 所示。

图中左侧表示知识管理循环。知识管理是一个循环往复、螺旋上升的过程。知识管理循环从概念开始，包括知识调查、知识分类和知识建模；接着用相应的尺度对知识进行评估，寻求现有能力与标杆之间的差距，制定知识管理策略；知识管理的实施是将知识运用在知识对象上以改善工作流程和提高绩效；最后依据目标来评价知识管理实施所起的作用。每一次循环都意味着知识管理层次的提升。图中右侧是知识管理的对象。知识管理以项目工作流程为基础，从工作流程中提炼出知识，并将知识融于工作流程。通过项目知识的集成上升为组织知识。

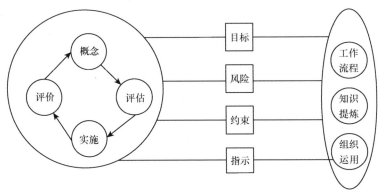

图 6.33　知识管理框架体系

不同的项目，应用领域不同、项目目标不同、项目环境不同、制约条件和项目风险因素不同，会形成适合项目实际的知识管理方法和评价方法。

3. 学习型项目组织模式与项目知识管理能力

学习型项目组织模式形成学习与和谐氛围，有利于项目实现知识共享。Koskinen等[185]认为项目组成员个人能力由三方面构成，即显性知识、隐性知识和性格特点，如图 6.34 所示。项目组成员的选择应力争其能力与所承担的任务相匹配。

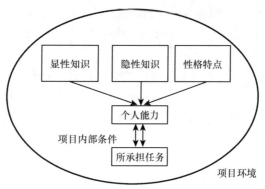

图 6.34　个人能力与承担任务相匹配

Tiwana 从组织结构的角度，研究了项目组内成员的相互关系、学习的文化氛围和项目组成员接受能力对知识集成的影响[186]。

表 6.5　项目组织因素对项目知识集成的影响

组织因素	知识集成的各个方面		
	集成效率（Efficiency）	集成范围（Scope）	集成柔性（Flexibility）
相互关系	● 紧密的相互联系促成低成本的知识分享互惠互利	● 得到互补性的知识 ● 提高知识的生产能力	● 项目组重新配置能力增强 ● 更大跨度的沟通 ● 接触到更多的新知识
文化氛围	● 奖励措施激励知识集成 ● 共同的价值观/宗旨	● 各种奖励手段引导 ● 知识的运用和提供 ● 鼓励共同学习	
接受能力	● 对专业知识的共同认识提高集成效率 ● 减少转换，降低界面损失减少时间损耗	● T 型知识面加大了知识集成的跨度	● 解释新知识、评价新知识能力的提高 ● 更强的重组能力

同时，应在 PPP 项目合作伙伴及其他项目干系人之间之间建立互惠的合同关系和职能关系，从而将各参与方的目标与项目整体目标统一，同时形成各个项目具体参与成员的目标与组织目标相统一，实现项目知识共享。Zaghloul 和 Hartman 认为[187]，知识共享的程度建立在相互信任的基础上，这种信任可分成三个基本类型：称职信任、诚信信任、情感信任。

Gold 等人认为需要具备一定的知识管理能力才能提升项目管理能力并改善项目绩效、实现项目目标，包括良好的知识管理流程能力、知识管理基础能力、组织结构性和知识管理基础能力、文化性的知识管理基础能力。如图 6.35 所示。

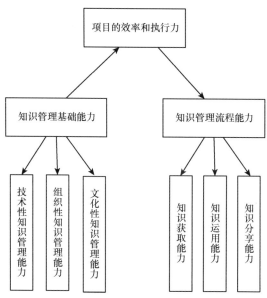

图 6.35 知识管理能力的基本构成

所以，提高大型医疗 PPP 建设项目管理知识集成能力，需要促进知识在项目环境、项目全生命周期中、项目管理全要素、项目管理过程组的充分运用和共享，如总结项目经验、项目后评价、文档管理、知识地图、信息网络，还要形成知识和技术的优化组合。如果没有知识和信息共享，项目全生命周期过程集成和项目管理要素集成就不可能实现，PPP 项目合作伙伴及其他项目干系人之间也无法统一协作。

四、大型医疗 PPP 建设项目管理方法集成

1. 大型医疗 PPP 建设项目管理方法集成的内容

目前对建设项目管理方法的研究主要包括两个方向，一是各领域专家将本学科领域的专业理论、方法应用于项目管理，二是把项目管理的理论、方法应用到各个领域和组织，这样就形成了项目管理方法集成的基础。大型医疗 PPP 建设项目管理方法集成，结合大型医疗 PPP 建设项目特点，在一般管理科学理论基础上（系统论、控制论、信息论、组织理论、经济学、管理学、行为科学、心理学、工程哲学），将项目管理理论与方法、PPP、项目融资、土木建设工程方法、技术经济、运营管理、医疗管理技术与方法、信息与控制系统方法等有效组合、综合运用的过程。

英国切克兰德认为有些大型复杂工程与人的因素越来越密切，特别是与社会、政治、经济、生态等因素纠缠在一起，是复杂的非结构性问题，难以用数学模型寻求"最

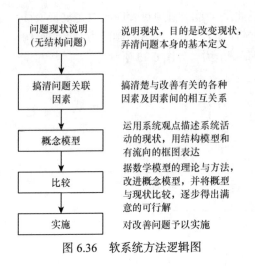

图 6.36 软系统方法逻辑图

优化"，因此提出了"可行"、"满意"等概念模型，其核心不是最优化，而是"比较"、"学习"后找出的可行或满意结果。逻辑内容如图 6.36 所示：

根据前文，大型医疗 PPP 建设项目功能复杂、技术和管理难度大、一般规模较大，项目的决策、规划设计、建设实施、运营都十分困难并极具挑战性，我国经济社会发展处于改革的关键阶段，医疗体制改革也处于深水区，这些都加剧了大型医疗 PPP 建设项目的难度和复杂性。综上所述，结合软、硬系统方法，参照李宝山的韧系统集成管理方法 [5]，建立完整有效、逻辑合理的集成分析方法，充分体现定性与定量相结合、前馈与反馈相结合、规范与灵活相结合，这一过程的实质就是方法集成。

实践中，项目集成活动大都以信息与系统控制为核心方法，将办公自动化（OA）、管理信息系统（MIS）和决策支持系统（DSS）的功能进行系统集成。

2. 大型医疗 PPP 建设项目管理方法集成的内容

参考美国项目管理协会（PMI）项目管理知识体系（PMBOK）的相关内容，结合大型医疗 PPP 建设项目的特点，对建设项目管理常用的技术方法进行分析，见表 6.6。

表 6.6 建设项目管理不同管理内容常用的技术方法

项目管理要素	常用的技术和方法
①范围管理	项目工作分解结构（WBS）、FAST、效益—费用分析、结构管理法等
②时间管理	甘特图、里程碑表、网络技术方法如 CPM 和 PERT 法等
③成本管理	成本估算、价值工程、量本利法、偏差估计、费用分析技术和预算技术等
④质量管理	质量标准控制技术、检查对比法、数理统计法、图表方法等
⑤人力资源管理	组织结构优化和团队建设技术、责任图法等
⑥沟通管理	信息沟通模型、项目文化、沟通技能、会议管理技术等
⑦采购管理	合同管理技术、预算技术、谈判技巧等
⑧风险管理	情景分析法、统计分析技术、决策树法、蒙特卡洛分析法等
⑨干系人管理	干系人分析、专家判断、人际关系技能、信息管理系统

大型医疗 PPP 建设项目管理方法集成不是各种技术与方法的简单应用与组合，它需要实现人、工作流程和方法的平衡（图 6.37），为项目团队创造良好的管理环境，保证项目工作流程快速、高效，从而在不断的知识分享、应用以及创新过程中潜移默化地完成管理方法的综合运用 [188]。

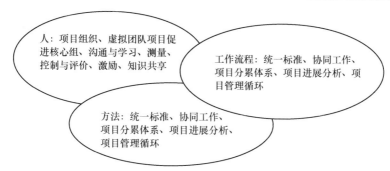

图 6.37　项目管理方法集成活动中"人、工作流程及方法"的平衡

第一，人作为项目管理方法运用主体和载体，占有重要地位。项目组织中涉及"人"的项目管理方法包括：成员能力的评价和选择、成员相互关系的确定、形成知识运用和学习的氛围、激励知识的提供与创新等。

第二，只有项目管理方法在项目管理流程中得到很好地应用，才能发挥效力，所以必须注重将项目管理方法融入项目工作流程之中，包括各种规则、手册、章程等。

第三，项目管理方法集成并不局限于 PPP、项目管理与工程技术方法，还包括知识管理、技术搜索、集成技术、价值工程等。

第七章　大型医疗 PPP 建设项目集成管理案例

第一节　北京友谊医院顺义院区建设项目 PPP 模式

一、医院概况

首都医科大学附属北京友谊医院原名为北京苏联红十字医院，始建于 1952 年。是新中国成立后，在苏联政府和苏联红十字会援助下，由中国政府建立的第一所大型医院。1954 年，医院从甘水桥旧址迁入现址。毛泽东主席、刘少奇副主席、周恩来总理、朱德委员长特为医院亲笔题词。1957 年 3 月，苏联政府将医院正式移交我国，周总理亲自来院参加了移交仪式。1970 年，周总理亲自为医院定名为"北京友谊医院"。2014 年 10 月 23 日，科技部、国家卫生计生委、总后勤部卫生部认定首都医科大学附属北京友谊医院为国家消化系统疾病临床医学研究中心。医院占地面积 9.4 万平方米，建筑面积 19.4 万平方米。全院现有职工 2800 余人，其中具有正副主任医师、正副教授、研究员及相应职称的高级技术人员近 400 人。医院设有临床及医技科室 43 个。日门诊量 8000 人次左右，年出院 5 万人次左右。现有编制床位 1256 张。医院是首批北京市基本医疗保险 A 类定点医疗机构，全市患者均可来院参保就医，并能够为外宾和来自全国各地的患者提供服务。2009 年 8 月正式启用的医疗保健中心是集门诊、急诊、住院、检查于一体的医疗保健服务中心，配有国内最先进的医疗设备和信息系统，承担着北京市及中央司局级以上 8000 多名医疗照顾人员、保健对象的医疗保健任务。医院设有北京市临床医学研究所、北京热带医学研究所、北京市中西医结合研究所和北京市卫生局泌尿外科研究所，拥有消化疾病癌前病变、热带病防治研究、肝硬化转化医学、移植耐受与器官保护等 4 个北京市重点实验室，以及一批学科带头人和技术骨干。胃肠肝胆胰疾病诊治、泌尿系统疾病诊治和肾移植、热带病和寄生虫病诊治及中西医结合是医院的四大专业特色。内科学（消化系统疾病）是国家重点（培育）学科；消化内科、临床护理、地方病（热带医学）、普通外科、重症医学科、老年病科、检验科、病理科获批国家临床重点专科。医院还被确定为北京市消化内镜质量控制和改进中心、北京市护理质量控制和改进中心、北京市重症医学质量控制和改进中心、北京市麻醉质量控制和改进中心及北京市血液净化质量控制和改进中心。在保持综合优势的基础上，医院突出特色，打造优势学科群。在北京市卫生系统率先成立了跨学科、跨专业的疑难病综合会诊中心；发挥强强联合优势，成立了以消化内科、普外科、肝病中心为龙头的北京市消化疾病中心，在诊治消化急危疑难重症方面处于国内领先水平；成立了心血管内、外科合并模式的心血管疾病诊治研究中心，开辟了挽救急性心肌梗死患者生命的"绿色通道"。医院承担着九五、十五、十一五攻关（支撑）课题、973、863、国家自然科学基金、卫生部公益性项目和市级课题，并担负着世界卫生组织在寄生虫、麻风病等方面课题的研究工作。近 20 年来，先后获国家级、部级、市级、局级科研成果奖 400 余项。医院是首都医科大学第二临床医学院，是培养高层次医学人才的临床教学基地。首都医科大学消化病学系、肾病学系、泌尿外科学系、中西医结合学系和普通外科学系等 5 个学系挂靠医院，承担着本专科生、研究生、住院医师培训及全员继续教育、成人学历教育任务。拥有 16 个卫生部认可的住院医普通专科培训基地、9 个亚专科培训基地。是国家执业医师资格技能考试基地，北京市社区护士和全科医生技能考试基地，是北京市三个临床技能中心挂靠单位，承担着卫生局住院医师规范化培训阶段考核任务，承办多项国家级继续教育和师资培训项目。目前拥有硕士培养点 31 个、博士培养点 26 个，现有研究生导师 90 余名，教授、副教授近 140 名。有多名教授在国际医学专业学会任职，近 60 名教授在中华医学会各专业学会、北京分会以及国家级杂志担任副主委以上职务。医院积极开展多渠道、多领域的国际交流合作。

二、项目情况

本项目要求深入领会中央重要指示精神，认真落实北京市委、市政府相关工作部署，立足长远、深化研究、创新思路、大胆实践，促进北京经济结构和空间结构调整，降低中心城区人口密度，实现城市发展与资源环境相适应。根据首都医疗资源疏解和京津冀一体化等政策要求，结合北京友谊医院发展需要，拟选定北京市顺义区后沙峪镇地块作为项目地址，确定项目规划建设用地面积 198 亩，机场北线南侧，具体为顺义新城第 18 街区北部（后沙峪组团）18-01-001 地块，项目地址交通便利、空间够用、布局合理，具备加快建设的条件。本项目将规划为顺义新城的区域医疗中心，编制床位总规模 1200 张，按照专题会议要求，本项目采用 PPP 模式院区，2016 年 3 月开工建设。根据可行性研究报告，项目建设规模约为 26.6 万平方米，总投资约 21.06 亿元人民币。项目定位三级甲等医院，内容包括门诊、急诊急救、医技、病房、特需病区、康复保健、科研教学、行政、后勤保障的系统，本项目不仅服务北京及顺义区域同时服务北京北部、东部河北甚至更大范围的其他地区人民的医疗保健服务需求。友谊医院顺义院区项目总的目标是成为三个示范项目，即疏解城区医疗的示范项目、投融资体制改革的示范项目、医疗体制改革的示范项目。

项目包括土建、装修、机电、智能、信息工程。还有很多医院项目专用工程：医疗洁净工程、医用气体工程、放射防护工程、气动物流工程、污水处理、物流传输等。医疗服务场景复杂、多样，流线交叉（人流、物流、清洁流、污染流、信息流、价值流）。大量大型医疗设备：高压氧舱、直线加速器、核磁共振、 DR、CT、DSA、核医学、大输液配置、临床检验。

三、PPP 模式

根据《国务院关于创新重点领域投融资机制鼓励社会投资的指导意见》（国发 [2014]60 号）精神，以及有关 PPP 政策精神，本项目拟采用 PPP 模式，并按照有关要求进行 PPP 项目咨询，完成 PPP 实施方案编制、物有所值评价、地方财政支付能力评价等工作。同时充分结合我国医疗卫生事业发展实际和医改的各项要求，成为深化医药卫生体制改革，促进公立医院和社会办医共同发展的示范项目。本项目采用"两个医院，一个整体"的 PPP 创新模式，构建了以非营利性部分为主、营利性部分为辅助的医疗服务协同模式，非营利性部分定位保基本、广覆盖，营利性部分定位特殊、高水平医疗服务，二者优势互补、有效协同。本项目 PPP 基本模式如图 7.1 所示：

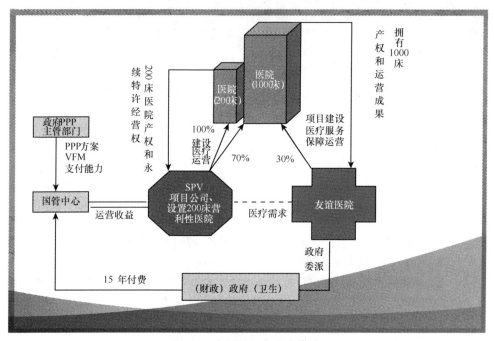

图 7.1　本项目 PPP 基本模式

说明：

（1）北京市卫计委作为 PPP 实施部门，北京友谊医院作为建设单位，京津冀一体化办公室等单位进行协调。北京市财政局作为 PPP 项目对价支付部门，完成 15 年 PPP 期限支付任务。北京友谊医院落实项目法人负责制，负责项目非营利性部分有关基本建设程序、项目组织建设等工作，并自筹非营利性部分 30%资金。项目建成，医院正常运营后，对营利性部分进行协同服务，以及适当的医疗支援、医院管理支援，共同为公众提供既全面又多样化的医疗健康服务。

（2）北京市国有资本经营管理中心作为社会资本方，负责非营利性部分投资的 70%和营利性部分的全部投资。设立北京市国谊医院与友谊医院顺义院区形成协同医疗服务，国谊医院定位国际高水平的医院管理和医疗服务、医疗设备设施、优质高端的医疗环境，为公众提供高档次、个性化、定制化的服务。为确保营利性医院的社会公益性，医院利润控制在一定范围，如果超过限度，将交回政府财政。

（3）大型医疗 PPP 建设项目管理委托专业化、职业化的项目管理公司完成，对医院建设项目实施全过程、全尺度的项目集成管理，确保项目医疗功能、范围、进度、质量、投资、安全目标实现，实现 PPP 项目参与各方合作伙伴关系和谐，确保公众对医疗项目满意，实现项目价值最大化，并进行持续提升。大型医疗 PPP 建设项目要求项目管理单位要有专业的医院建设项目管理团队、管理复杂项目的能力、丰富的医院建设项目经验，尤其对医院项目功能、医院服务场景、医院运行维护要有系统、深入等能力和经验，这样才能顺利完成医院建设项目任务，实现项目目标。

第二节　大型医疗 PPP 建设项目集成管理实施

一、大型医疗 PPP 建设项目集成管理实施整体框架

医疗 PPP 建设项目整体框架主要包括建立 PPP 项目管理医院理事会，通过医院战略管理，构建包括 PPP 合作伙伴关系管理、项目公司（SPV）、医院经营管理、医院保障系统管理等四个方面。PPP 合作伙伴关系管理主要包括卫生、财政、发改等部门、医院、社会资本方。项目公司管理主要包括项目策划、规划设计、项目手续、场地准备与管理、工程施工与保修；医院经营管理包括医疗设备、医疗家具设施、医院人力资源、医院管理和运行、行政管理；医院保障服务系统管理包括物业管理、设施管理、辅医管理等。如图 7.2 所示：

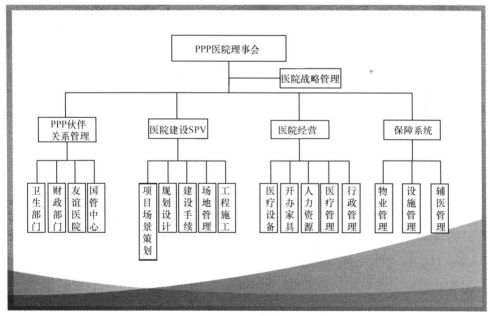

图 7.2　本项目医疗 PPP 项目整体框架

二、大型医疗 PPP 建设项目集成管理组织机构及任务分工

项目公司（SPV）进行项目集成管理的基本组织机构，由社会资本方主要负责人

或派驻的执行代表挂帅，自行组织或委托专业医疗项目管理公司及其他工程及管理咨询服务单位共同组成项目管理层形成项目管理团队，对项目建设和运营整体负责，完成项目的构建与集成、运营维护等，实现项目目标。如图 7.3 所示。

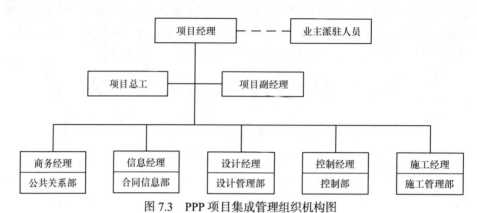

图 7.3　PPP 项目集成管理组织机构图

项目公司项目集成管理任务分工，如表 7.1 所示。

表 7.1　项目集成管理任务分工表

序号	项目阶段划分	项目管理内容	项目经理	技术总工	项目副经理	控制经理	商务经理	设计经理	施工经理	信息经理
1	前期：准备招商融资	主要包括项目识别、准备、招商、PPP 对价确定、成立项目公司、融资、前期 PPP 程序办理、PPP 项目监管、价值工程管理、前期阶段绩效管理和后评价等工作，相关参与决策和建设与运营管理的人员应该参与主要工作，充分了解项目信息	√	▲	△		▲	△	△	△
2	项目策划规划设计阶段	主要包括场地准备、三通一平、外部条件、基础技术资料准备、总体规划、项目策划、项目管理总体计划、设计任务书、概念设计方案、工程设计和咨询确定、管理咨询确定、项目估算、设计概算、运营方案和成本测算、精益建造与价值工程管理、基本建设手续办理、招标采购准备、PPP 项目监管、策划设计阶段绩效管理和后评价等	√	▲	▲	△	△	▲	△	△
3	施工建设阶段	主要是项目管理团队组织和控制项目执行团队完成项目实施，主要包括招标采购、成本控制、总承包施工组织、专业承包施工组织、设计管理、项目施工管理与设备管理、范围控制、质量控制、安全管理、进度控制、干系人关系管理、精益建造与价值工程管理、联合调试、竣工验收、PPP 项目监管、项目资料与信息、运营准备、建设收尾、建设阶段绩效管理和后评价、PPP 对价支付等	√	△	▲	▲	△	△	▲	△

续表

序号	项目阶段划分	项目管理内容	项目经理	技术总工	项目副经理	控制经理	商务经理	设计经理	施工经理	信息经理
4	运营维护保修移交阶段	主要包括试运行、建设收尾、保修期管理、功能服务、运营管理、设施管理、成本控制、精细管理、价值工程管理、干系人关系管理、PPP项目监管、运营期绩效管理与后评价、PPP对价支付、项目资料与信息、项目移交等	√	△	▲（运营经理）	▲	△			△
5	PPP项目全过程	主要包括PPP项目领导和指挥、综合组织与协调、合同与法务管理、金融与财务管理、人力资源管理、风险管理、价值工程管理、知识管理、智慧管理、项目环境管理、PPP项目监管等	√	▲	▲	▲	▲	▲	▲	▲

▲主办　△协办　√确认

三、大型医疗 PPP 建设项目集成管理实施

1. PPP 项目集成管理

（1）PPP项目管理环境要素集成。项目团队包括项目管理团队、项目执行团队及其他团队，主要由社会资本方及项目公司牵头，其他项目干系人单位优势互补、优化重组形成了项目集成管理组织结构。深入分析大型医疗 PPP 建设项目的内外环境要素，根据优势、劣势和机遇、威胁，提出项目宗旨和项目精神，树立健康的项目文化，并制定出内部强化管理、外部积极协调，构建项目管理生态系统，形成和谐的项目管理氛围。积极应用 BIM、项目管理等软件建立项目管理信息平台，包括信息发布、每日现场、重要文件、进展报告、往来文件、绩效管理、知识管理、项目论坛等。建立PPP项目智库，包括技术、工程、经济、医疗、医院管理等外部专家、顾问等，项目团队成员间互相学习与团队活动，共同形成以知识管理为基础的项目精益管理和智慧管理，实现项目价值持续提升。

对项目管理组织结构，要根据 PPP 项目进展敏捷管理，适应不同项目阶段，项目前期可以采用职能事业部方式，建设阶段可采用专业项目经理管理方式，综合调试和试运营阶段可以采用综合集成模块管理方式，运营维护阶段可以采用区块服务与专业绩效相结合的方式，这样随着项目阶段特点不断优化项目组织形式的管理，就是项目环境内外要素的集成，也是项目全过程管理的集成，更是实现项目目标的集成，是项目集成管理的重要体现。

（2）PPP项目建设全生命过程集成。与传统建设项目比较，PPP项目团队在项目前期参与 PPP 实施方案、物有所值等评价及项目招商、PPP 合同谈判等，进入项目时点应尽早，包括项目策划、项目决策、项目建设手续、规划设计任务书、项目融资等工作，而且不仅集中在建设阶段，后续长期的运营更是重点，PPP 项目功能服务供给的效果和绩效，在运营阶段更为突出。PPP 项目的起因决定了 PPP 项目综合绩效导向，贯穿前期、建设、运营、移交收尾全过程，医疗建设项目的复杂和难度，更是加重了

运营阶段的要求。

（3）PPP 项目管理全要素集成。项目团队对 PPP 项目管理的各个要素，包括功能服务、范围、进度、质量、费用、安全、干系人管理等七大核心要素及其他辅助管理要素的综合集成。尤其 PPP 项目综合服务的核心目标，更要求其他各个管理要素和目标综合集成与协调平衡，实现整体目标，达成项目干系人价值合意，持续价值提升，充分体现了项目项目管理要素与项目目标集成。

（4）PPP 项目管理知识与方法集成。项目团队和各参与单位都应严格遵守各种国家和行业标准与规范，重视知识管理。充分运用各种知识与方法，建设学习型项目团队，加强预见性，强化联络沟通，注重收集、整理数据和信息，通过各种技术、管理、学习等会议与交流，对项目管理的知识与方法进行综合集成，知识共享与拓展，实现快速发现问题、正确分析问题、有效解决问题，达到智慧管理。知识管理的主要载体包括：网站信息、文档、资料、报告、会议纪要、工作日志、调查报告、总结分析、论文、著作等。

2. 项目集成管理绩效状况

李伯聪说："我造物，故我在"。工程项目管理是构建与集成，是目标管理，大型医疗 PPP 项目管理更综合与集成。项目整体目标实现，干系人满意，项目生态环境健康和谐是最重要的评价标准，也是项目集成管理的追求。根据部分国内外大型医疗 PPP 建设项目管理总结与评价，项目集成管理效果显著，均取得了较好的社会效益和经济效益，初步统计如下：建设期工期节约 20%～25%；建设期投资节约 5%～6%，PPP 全过程期总费用节约达到 5%～10%，得到社会各界和医护人员的好评，实现了项目建设目标。

当前，PPP 模式在我国医疗卫生领域广泛应用，很多项目都积极采用项目集成管理模式，为项目成功提供有力保障，如廊坊四院新院区、曹妃甸工人医院、新疆克拉玛依医院、恩施妇幼医院、涉县医院等。

第三节　大型医疗 PPP 建设项目实践的思考

一、案例的局限

1. 非完全 PPP 项目模式

目前国内 PPP 模式在医疗卫生建设项目应用仍处于探索发展阶段。北京友谊医院顺义院区 PPP 建设项目，严格讲并非完全的 PPP 模式，国管中心和卫计委、友谊医院均为国有单位，没有更好地调动社会民营资本参与 PPP 项目，更不能进一步发挥民营资本在技术、管理、市场等方面的优势。本项目由政府统一构建，带有很重的行政色彩，所以并非完全的 PPP 模式。但是在我国当前 PPP 模式发展起步阶段，集中社会优势资源，通过系统构建，也是一种重要的探索尝试。也有一个客观实际，可以说当前还没有形成很有实力、能力、经验的医疗 PPP 的社会方。

2. 非完全医疗 PPP 项目集成管理

医疗 PPP 项目集成管理包括全生命周期集成管理、项目全要素集成管理、项目知识与方法集成管理，本项目第一处于项目前期阶段，第二项目管理依然主要集中在项目建设阶段，第三项目管理单位尚未形成对医疗建设项目的专业化和职业化，第四医疗运营维护能力和经验还不足，所以还不能通过集成管理全面、大幅提升项目价值，从而保证项目目标实现。

3. PPP 社会资本方非合格的 PPP 社会方

本项目的社会资本方国管中心主要是工业、商业方面的企业，在医疗卫生事业没有足够的能力和经验，各项工作都是从零做起，主要采用引进和购买相应服务的方式来满足医院战略管理、医疗服务运营、医院建设项目、医院保障维护等任务。这样就很难做到在技术、管理、服务、市场等方面有很好的效果，很多为社会提供优质的医疗服务、营利性医院的运营也就具有很大的挑战性。当然，医疗领域的知识密集、资金密集、技术密集、能力密集、经验密集等特点和难点，对合格的社会资本方提出了更高的要求。

二、广泛性实践

尽管当前 PPP 项目如火如荼，受到社会各界广泛关注，PPP 模式以及大型医疗 PPP 建设项目集成管理作为一种新的管理理论和方法受到广泛重视与研究，但是成熟的、具有示范意义的项目在实际中并不多见。国外的医疗 PPP 项目最佳实践案例很多，有很多好的总结和经验，但也有很多方面不适合我国国情。目前国内已经有一些团队和专家专注医疗 PPP 项目建设，不断创新、大胆实践，有的项目已经取得了可喜的进展和知识、能力、经验的积累。综合分析，该项目的实践，对我国大型医疗 PPP 建设项目集成管理具有一定的理论和实践价值。

第八章 结论与展望

第一节 结 论

大型 PPP 建设项目集成管理和在医疗卫生领域的应用研究是一个高度综合的课题，涉及医疗卫生领域、PPP、建设项目管理模式、战略管理、经济金融、管理理论与应用方法等，特别是建筑工程、项目管理、金融工程、技术经济、价值工程、项目文化等方面的知识应用。本书运用系统论、信息论、控制论等管理理论和方法，在系统集成思想基础上，运用 PPP 项目融资的理论与方法和现代项目管理理论，分析建设项目运行机理，根据医疗卫生领域行业特点和我国医疗体制改革实际，集合大型医疗 PPP 建设项目管理现状和特点，全面地研究了大型医疗 PPP 建设项目集成管理的系统理论框架及项目管理环境，包括项目全生命周期过程集成、项目管理全要素集成、项目知识与方法集成的理论与方法，并进行了案例分析。本书主要研究成果如下：

（1）深入研究 PPP 模式和我国医疗卫生行业实际和医疗建设项目特点，构建了符合我国当前医疗卫生领域发展实际的 PPHP 医疗 PPP 整体架构，为 PPP 模式在我国医疗领域建设项目的应用提供了有力的指导。

（2）通过对我国大型医疗 PPP 建设项目特点和管理现状的分析，在系统集成理论指导下，构建了大型医疗 PPP 建设项目集成管理框架和项目管理环境要素集成，对全生命周期过程、项目管理全要素、项目知识与方法集成三个方面深入研究，最后案例分析，为我国医疗领域 PPP 模式的应用与推广具有非常重要的意义。

（3）建立了大型医疗 PPP 建设项目全生命周期过程集成模型、项目管理全要素集成模型，通过三维的集成研究，达到了从项目时间维、逻辑维和知识维对建设项目管理的深入认识，符合项目全过程、全尺度目标管理的要求，提高了项目管理能力，提升了项目价值，从而更好地实现项目目标。

（4）通过医疗 PPP 建设项目案例分析，为 PPP 项目集成管理在医疗卫生领域的应用提供了一个参考模板，对 PPP 模式和项目集成管理的推广和应用具有很大的指导意义。

第二节 展 望

本书作为大型 PPP 建设项目集成管理与在医疗卫生领域应用的创新性的研究，探索性地提出了新的观点和研究思路。后续仍需进一步研究。

（1）PPP 模式在我国医疗卫生领域研究与实践需要进一步深入探讨，充分结合我国医药体制改革和医疗建设项目特点，进一步构建公办与民办、营利性与非营利性医疗服务体系，为广大公众提供更好的医疗健康服务。

（2）大型医疗 PPP 建设项目集成管理是需要政策支撑，所以需要从经济社会事业发展出发，进一步研究和探索 PPP 项目模式和大型 PPP 建设项目集成管理有关项目管理模式、收费与激励等的政策和实施策略。

（3）医疗卫生行业的复杂性和项目内外环境的不确定性产生很多项目风险，对项目成败影响巨大，所以对项目环境要素影响机制和 PPP 项目风险管理与决策，并进一步从定性到定量的深入分析将成为研究的重点。

（4）大型医疗 PPP 建设项目干系人管理以及合作伙伴关系管理和 PPP 项目文化等方面对 PPP 项目成功具有很大的影响，也必然成为下一步研究的重要方向。

参 考 文 献

[1] PMI. 项目管理知识体系指南（PMBOK 指南）（第 5 版）[M]. 北京：电子工业出版社，2005.

[2] 丁士昭等. 建设工程项目管理[M]. 北京：中国建筑工业出版社，2005.

[3] 张国宗，陈立文. 关于大型公益建设项目集成管理的思考[J]. 河北学刊，2009（3）：28-31.

[4] 成虎. 工程项目管理[M]. 北京：中国建筑工业出版社，2001.

[5] 李宝山，刘志伟. 集成管理——高科技时代的管理创新[M]. 北京：中国人民大学出版社，1998.

[6] 殷瑞钰，汪应洛，李伯聪等. 工程哲学（第二版）[M]. 北京：高等教育出版社，2013.

[7] 《现代项目管理知识体系培训》讲义.

[8] CW. Feng, L. Liu. Using Genetic algorithms to Solve Construction Time-cost Trade-of Problems[J]. Journal of Computing in Civil Engineering, 1997（3）：184-189.

[9] R. Carr. Cost, Schedule and Time Variances and Integration[J]. Journal of Construction Engineering and Management. 1993, 119（2）：34-45.

[10] Abudayyeh. Integrated Construction Project Management：A teaching Case Study[J]. Journal of Professional Issues in Engineering Education and Practice. 1999, 125（4）：133-137.

[11] S. Leen, B. Kang. Information Management to integrate Cost and Schedule for Civil Engineering Project[J]. Journal of Construction Engineering and Management, 1998, 9（10）：383-388.

[12] H. A deli, A. Karim. Scheduling Cost Optimization and Neural Dynamics Model ForConstruction[J]. Journalof Construction Engineering and Management, 1997, 123（4）：450-458.

[13] E. Chown, K., Mohamed. Integrated Construction Activity Cost System[C]. AACE International. Transactions of the Annual Meeting 43[th]ed Annual Meeting of RACE International. 1999：568-574.

[14] Jaafari, K. Manivong. Synthesis of A Model for Life-cycle Project Management[J]. Computer-aided Civil and Infrastructure Engineering, 2000, 15（1）：26-38.

[15] Jaafari. Concurrent Construction and Life Cycle Project Management[J]. Journal of Construction Engineering and Management, 1997, 123（4）：427-436.

[16] C. Tatum. Management-driven Integration[J]. Journal of Management in Engineering, 2000, 16（1）：48-58.

[17] Karim, H. A deli. Conscom：An Construction Scheduling and Change Management System Conscom[J]. Journal of Construction Engineering and Management. 1999, 125（5）：368-376.

[18] J. Underwood. Forecasting Building Element Maintenance Within An Integrated Construction Environment[J]. Automation in Construction, 2000, 9（2）：169-184.

[19] Bjork. Project-developing：An Infrastructure for Computer-integrated Construction[J]. Journal of Computing in Civil Engineering, 1994（4）：401-419.

[20] Stumpf, R. Ganeshan. Object-oriented Model for Integrating Construction Product and Process Information[J]. Journal of Computing in Civil Engineering, 1996, 10（3）：204-212.

[21] P. J. Zipf. Technology-enhanced project management[J]. Journal of Management In Engineering, 2000, 16（1）：34-39.

[22] [21] A. B. Clevel and. Database Integration in Support of Construction Management[C]. Computing in Civil Engineering. 1994 Sponsored by ASCE. 1994（2）: 2054-2057.

[23] Bromn. Measuring The Efect of Project Management on Construction Output: A new approach[J]. International Journal of Project Management, 2000, 189（5）: 69-74.

[24] J. H. Rankin, T. M. Froese. Computer Assisted Construction Planning（CACP）in The Context of Total Project Systems（TOPS）[C]. Annual Conference-Canadian Society for Civil Engineering, 1997（2）: 41-50.

[25] 何清华, 陈发标. 建设项目全寿命周期集成化管理模式的研究[J]. 重庆建筑大学学报, 2001, 04: 75-80.

[26] 李瑞涵. 工程项目集成化管理理论与创新研究[D]. 天津大学, 2002.

[27] 张连营, 赵旭. 工程项目 IPD 模式及其应用障碍[J]. 项目管理技术, 2011, 01: 13-18.

[28] 王乾坤. 建设项目集成管理研究[D]. 武汉理工大学, 2006.

[29] Tieman R. A revolution in public procurement: UK's private finance initiative. Finance Times, London, 2003: 17-23.

[30] David Hall, Robin de la Motte, Steve Davis. Terminology of Public–private partnerships [J]. Public Services International Research Unit, 2003, 6: 23-28.

[31] Michael J. Garvin. Enabling Development of the Transportation Public-Private Partnership Market in the United States. Journal of Construction Engineering and Management, 2010: 402-411.

[32] Nijkamp, P. , Burch, M. vander&Vindigni, G. A comparative institutional evaluation of public-private partnerships in Dutch urban land-use and revitalization projects. Urban Studies, 2002, 39（10）: 1865-1880.

[33] Klijin, E. H. &Teisman, G. R. Institutional and strategic barrier to public-private partnership: an analysis of Dutch cases. Public Money and Management, 2003, 23（3）: 137-147.

[34] Pongsiri, N, Regulation and public-private partnerships. International Journal of Public Sector Management, 2002, 15（6）: 487-495.

[35] Li B. Risk management of constraction public private partnership projects [Ph. D thesis]. UK: Glasgow Caledonian University, May 2003.

[36] RaminaSamii, Luk NVan Wassenhove, Shantanu Bhattacharya. Aninnovative public- private partnerships: New approach to development[J]. World Development, 2002, 30（6）: 991-1008.

[37] David J Spielman, K1aus von Grebmer. Public-Private Partnerships in agriculture research: An analysis of challenges facing industry and the consultative group on international agricultural research [R]. Environment and Production Technology Division, 2004: 13.

[38] ShafifulAzam Ahmed, Mansoor A1i. Partnerships for solid waste management in developing countries: Linking theories to realities[J] . Habitat International, 2004, 28（3）: 467-479.

[39] 徐霞, 郑志林, 周松. PPP 模式下的政府监管体制研究[J]. 建筑经济, 2009（7）: 105-108.

[40] 赖丹馨, 费方域. 公私合作制（PPP）的效率: 一个综述[J]. 经济学家, 2010, 7: 97-104.

[41] 孔小明. PPP 合同法律环境分析[J]. 工程项目管理, 2009（1）: 101-105.

[42] 王灏. PPP 的定义和分类研究[J]. 都市轨道交通, 2004, 17（5）: 23-27.

[43] 王守清, 柯永健. 特许经营项目融资（BOT、PFI 和 PPP）[M]. 北京: 清华大学出版社, 2008: 22-24.

[44] 刘晓凯, 张明. 全球视角下的PPP: 内涵、模式、历史与问题全球 PPP 发展经验对中国政

府的启示[J]. 国际经济评论，2015. 4.

[45] Raymond E. Levitt. CEM Research for the Next 50 Years：Maximizing Economic，Environmental，and Social Value of the Built Environment[J]. Construction Engineering and Management，2007，133（9）：619-628.

[46] Faisal Al-Sharif and Ammar Kaka. PFI/PPP topic coverage in construction journals[C]. Proceedings of the 20th Annual ARCOM Conf. ，Heriot Watt University，Edinburgh，Scotland，U. K. ，2004（1）：711–719.

[47] Dean Papajohn，Qingbin Cui，Mehmet EmreBayraktar. Public-Private Partnerships in U. S. Transportation：Research Overview and a Path Forward[J]. Journal of Management in Engineering，2011，27（3）：126-135.

[48] 孙洁. 城市基础设施公私合作管理模式[D]. 同济大学博士论文，2000.

[49] 任志涛. 自然垄断产业的公私伙伴关系研究[D]. 天津大学，2004.

[50] 邓小鹏，李启明，汪文雄，李枚. PPP 模式风险分担原则综述及运用[J]. 建筑经济，2008，9：32-35.

[51] 曾小慧. 基础设施 PPP 供给模式研究综述[J]. 财经政法资讯，2010，04：55-59.

[52] A Guidebook on Public-Private Partnership in Infrastructure，United Nations，Economic and Social Commission for Asia and the Pacific，2009.

[53] Guidance for successful Public-Private Partnerships，European Commission 2003.

[54] ElisabettaIossa，Giancarlo Spagnolo，Mercedes Vellez，Contract Design in Public-Private Partnerships，Reports prepared for the World Bank，2007. 9.

[55] PPP terms related to building and facility partnerships，United States General Accounting Office，1999.

[56] 彭桃花，赖国锦. PPP 模式的风险分析与对策[J]. 中国工程咨询，2004，7：11-13.

[57] 冯蔚东，陈剑. 虚拟企业中的风险分析与监控[J]. 中国管理科学，2001，9（5）：24-31.

[58] Miao chang. International experience of PPP for urban enviromental infrastructure，and it's application to China[J]. International Review for Enviromental Strategies. 2003，4（2）：223-248.

[59] Darrin Grimsey，Mervyn K. Lewis. Evaluating the risk of public private partnerships for infrastructure projects[J]. International Journal of Project Management，2002，20：107-118.

[60] Li Bing，A. Akintoye，P. J. Edwards，C. Hardcaste. The allocation of risk in PPP/FPI construction projects in the UK [J]. International Journal of project management，2005，23：25-35.

[61] 王雪青，喻刚，邝兴国. PPP 项目融资模式风险分担研究[J]. 软科学，2007，21（6）：39-42.

[62] Zhang WR，Wang SQ，Tiong RLK，Ting SK，Ashley D. Risk management of Shanghai's privately financed Yan'anDonglutunnels[J]. EngConstruct Architect Manage，1998，5（4）：399-409.

[63] Hambros，SG. Public–private partnerships for highways：experience，structure，financing [J]. Applicability and Comparative Assessment，1999，18：32-36.

[64] Hood，John；Mc Garvey，Neil. Managing the risks of public-private partnerships in Scottish local government [J]. Policy Studies，2002，23（1）：21-35.

[65] Jorge L. Ricaurte，Carlos A. Arboleda，Feniosky Pena-Mora. Civil engineers in Public-Private Partnerships and as master planners for infrastructure development[J]. Leadership and Management in Engineering，2008，8（4）：276-286.

[66] Scharle，P. PPP in transport infrastructure development as a social game[J]. Innovation，2002，15（3）：32-38.

[67] Shubik，M. Game Theory in the Social Sciences（Concepts and Solutions）[M]. Cambridge，MA，MIT Press，1982：45-51.

[68] 关于研究政府投资使用带资承包方式进行建设的通知，建市[2006]6 号.

[69] The private finance initiative（PFI）. House of Commons Library（HCL） Economic Policy and Statistics Section，2003.

[70] A Guidebook on Public-Private Partnership in Infrastructure，United Nations[J]，Economic and Social Commission for Asia and the Pacific，2009.

[71] Synthesis of public-private partnership projects for roads bridges and tunnels from around the world 1985–2004，Federal Highway Administration（FHwA）U. S[M]. Department of Transportation，Washington，D. C，2005.

[72] 王灏. 城市轨道交通投融资问题研究——政府民间合作（PPP）模式的创新与实践[M]. 北京：中国金融出版社，2006：55-68.

[73] 王守清，柯永健. 中国的 BOT/PPP 项目实践经验[J]. 投资北京，2008：82-83.

[74] 林光汶，郭岩等. 中国卫生政策[M]北京：北京大学医学出版社，2010：3.

[75] 陈文玲，易利华. 2011 年中国医药卫生体制改革报告[M]. 北京：中国协和医科大学出版社，2011：262.

[76] 李少东. 发展非基本医疗服务增强卫生事业活力[J]. 中华医院管理杂志，2000，16（5）：284-287.

[77] 周向红，黄侃婧. 面向贫困人口的印度医疗保障体系对我国的启示[J]. 中国卫生资源，2009（12）6：266-268.

[78] 李文中. 我国健康保障制度的公平与效率研究[D]. 首都经济贸易大学博士学位论文，2011：107.

[79] 唐芸霞. 论我国医疗服务市场的失灵与对策[J]. 理论月刊，2007，24（5）：88-90.

[80] 胡薇. 公立医院改革的三大核心争议：谁来办、谁出钱、谁监管[J]. 行政管理改革，2011，6.

[81] 陈建平. 英国医院私人筹资计划解析[J]. 中国卫生资源，2002，（5）5：232-234.

[82] Barrie Dowdeswell，Michael Heasman. Public Private Partnerships in Health：A Comparative Study. University of Durham. 2004.

[83] Gayle Allard and Amy H Y Cheng. Public-Private Partnerships in the Spanish Health Care Sector. EPPPL，2009.

[84] 汪健. 杨善林. 加拿大医疗卫生体制现况及其对我国医疗卫生改革的启示[J]. 安徽预防医学杂志，2008，5.

[85] British Columbia Medical Association. Public-Private Partnerships（P3s）in Health Care，Policy Statement，2010，11.

[86] 石磊. 美国公共卫生领域公私合作伙伴关系研究[D]. 厦门大学硕士论文，2009.

[87] Barrie Dowdeswell，Michael Heasman. Public Private Partnerships in Health：A Comparative Study. University of Durham. 2004.

[88] 李琼. 印度医疗保障体系公平性分析[J]. 经济评论，2009，4：120-127.

[89] GhanashyamB. Can public-private partnerships improve health in India[J]. The Lancet，2008，（372）9：878-879.

[90] Gerard M. La Forgia and April Harding, Public-Private Partnerships And Public Hospital Performance In Sao Paulo, Brazil, Health. Affairs, Vol. 28（4）.

[91] Bompart F, Kiechel JR, Sebbag R, et al. Innovative public-private partnerships to maximize the delivery of anti-malarial medicines: lessons learned from the ASAQ Winthrop experience[J]. Malar J, 2011, 10: 143-151.

[92] 欧阳静，陈煜，白思敏等. 社会资本举办的非营利性医院和营利性医院运营机制比较研究[J]. 中国卫生经济, 2011, 30（6）: 61-62..

[93] T. E. S. 萨瓦斯. 民营化与公私部门的伙伴关系[M]. 周志忍等译，北京: 中国人民大学出版社, 2002: 319.

[94] 达霖. 格里姆赛，莫文. K. 刘易斯. 公私合作伙伴关系: 基础设施供给和项目融资的全球革命[M]. 北京: 中国人民大学出版社, 2008: 239.

[95] 孔冬. 管理生态学——理解和研究组织与管理环境相互关系的一种新范式[A]. 经济与观察. 2003, 3: 40.

[96] 张国宗. 大型公益建设项目集成管理研究[D], 河北工业大学博士论文, 2009.

[97] 九十三年度促进民间参与公共建设出国研习训练计划报告. 台湾省公共工程委员会, 2005.

[98] 张国宗，陈立文. 关于大型公益建设项目集成管理的思考[J]. 河北学刊, 2009（3）: 28-31.

[99] 《辞源》编写组. 《辞源》（修订本下册）[M]. 北京: 商务印书馆, 2000.

[100] 海峰. 企业管理集成的理论和方法[D]. 武汉理工大学, 2001.

[101] 海峰，李必强，向佐春. 管理集成论[J]. 中国软科学, 1999（3）: 86-88.

[102] 李成标，胡树华. 管理集成与产品创新[J]. 决策借鉴, 2002（8）: 12-16.

[103] 海峰，柳永福，李必强. 管理集成的经济性分析[J]. 中国管理科学, 2000（11）: 470-476.

[104] 海峰等. 集成论的基本问题[J]. 自然杂志, 2000（4）: 37-42.

[105] 海峰. 管理集成论[M]. 北京: 经济管理出版社, 2003.

[106] 李清，陈禹六. 信息化项目管理[M]. 北京: 机械工业出版社, 2004.

[107] 成虎. 工程项目管理[M]. 北京: 中国建筑工业出版社, 2001.

[108] 王乾坤，邵彦. 建设项目集成化管理信息系统的特点及是实现方式[J]. 国外建材科技, 2006（2）: 133-135.

[109] 海峰，冯艳飞，李必强. 管理集成理论的基本范畴[J]. 系统辩证学学报, 2000（10）: 44-48.

[110] 张国宗. 大型公益建设项目集成管理模式研究[J]. 技术经济与管理研究, 2009（8）: 47-50.

[111] 乐云. 工程项目管理[M]. 武汉: 武汉理工大学出版社, 2008, 7-10.

[112] 中共中央国务院《关于进一步加强城市规划建设管理工作的若干意见》, 2016

[113] 张国宗. 深圳: 2008 全国医院建设大会资料[C]. 2008, 10: 58-65.

[114] 张国宗. 河北省人民医院发展战略研究报告[R]. 2004, 6.

[115] 夏立明，朱俊文. 基于 PMP 的项目管理导论[M]. 天津: 天津大学出版社, 2004.

[116] E. S. Andersen, K. V. Grude, and T. Hang. Goal Directed Project Management[M]. Coopers&Lybrand, 1997.

[117] Metry, L. Wallin. LCA-A Tool for Marketing Clean Products[J]. Journal of Clean Technology and Environmental Science, 1991, 32（5）: 205-213.

[118] W. Ronald. Infrastructure: Integration Design, Construction, Maintenance and Renovation[M]. Ralph Hass, Waheed, Uddin, 1997.

[119] R. Guetari. Formal Techniques for Design of An Information and Life-cycle Management

System[J]. Integrated Computer-aided Engineering, 1997（40）: 137-156.

[120] T. Esselman, M. Eissa, W. McBrine. Structural Condition Monitoring in A Life Cycle Management Program [J]. Nuclear Engineering and Design, 1998（5）: 163-173.

[121] ISO/TC176/SC2. IS010006, A Guide to the Project Management Quality[S]. 1997: 8-10.

[122] K. P. Jefley. Project Management Handbook[M], San Francisco, JosseyBass Publisher, 1999.

[123] 刘莉. 论现代项目管理的四大转变[J]. 深圳大学学报（人文社会科学版）, 2003, 20（1）: 87-92.

[124] 陈光, 成虎. 建设项目全生命周期目标体系研究[J]. 土木工程学报, 2004, 17（1）: 87-92.

[125] 白思俊. 现代项目管理（下册）[M]. 北京: 机械工业出版社, 2012.

[126] 成虎. 建设项目全生命期集成管理研究[D]. 哈尔滨工业大学, 2002.

[127] CIOB. Code of Practice of Project Management for Construction and Development（Third edition）[M]. UK: Blackwell Publishing, 2002.

[128] 刘伊生. 建设项目管理[M]. 北京: 北方交通大学出版社, 2002.

[129] H. Resche, and H. Schelle. Handbuch Projekt Management[M]. Verlag TUVR heinland, 1989.

[130] 卢勇. 工程项目的建设过程重组[J]. 基建优化, 2003（4）: 6-10.

[131] 顾基发, 唐锡晋. 从古代系统思想到现代东方系统方法论[J]. 系统工程理论与实践, 2000（1）: 89-92.

[132] Prasad Kumar Dey. Process Re-Engineering for Effective Implementation of Project[J]. International Journal of Project Management, 1999, 17（3）: 147-159.

[133] Anumba CJ, Evbuomwan NFO. Concurrent engineering in design-build projects [J]. Construction Management and Economics, 1997（15）: 271-281.

[134] Love, P. E. D. , GunaSekaran, A. Li. H.. Concurrent Engineering: A Strategy for Procuring Construction Projects[J]. International Journal of Project Management, 1998, 16(6): 375-383.

[135] 于少军, 董智力, 邱奎宁等. 用 IDEFO 方法建立建筑项目的活动模型[J]. 工程设计 CAD 与智能建筑, 1999（4）: 29-31.

[136] 徐晓飞, 田雨华, 薛劲松等编著. 计算机集成制造系统（CIMS）知识新解[M]. 北京: 兵器工业出版社, 2000.

[137] 陈禹六. IDEF 建模分析和设计方法[M]. 北京: 清华大学出版社, 1999.

[138] John I. Messner, Victor E. Sanvido. An Information Model for Project Evaluation[J]. Engineering Construction and Architectural Management, 2001, 8（5）: 391-400.

[139] 姚兵. 建筑管理学研究[M]. 北京: 北方交通大学出版社, 2003.

[140] Harold Kerzner. Project Management: A Systems Approach to Planning, Scheduling, and Controlling（seventh edition）[M]. Canada: John Wiley&Sons, Inc. 2001.

[141] Babu, A. J. Cx and Suresh, N. Project management with time, cost and quality considerations[J]. European Journal Operations Research, 1996（88）: 320-327.

[142] 吴育华, 付永进著. 决策、对策与冲突分析[M]. 海口: 南方出版社, 2001.

[143] 林鸣, 马士华. 21 世纪的项目管理[M]. 北京: 电子工业出版社, 2003.

[144] 哈罗德·孔茨, 海因茨·韦里克著. 郝国华等译. 管理学（第九版）[M]. 北京: 经济科学出版社, 1996.

[145] 邱菀华. 管理决策与应用熵学[M]. 北京: 机械工业出版社, 2001.

[146] 王端良. 建设项目进度控制[M]. 北京: 中国水利水电出版社, 2001.

[147] 田志学等. 工程项目目标成本与进度控制方法研究[J]. 北京航空航天大学学报（社会科学版），2001（4）：40-44.

[148] 唐殿峰，秦桂娟. 工程项目质量、工期、费用控制模拟系统[J]. 沈阳建筑工程学院学报，1998（2）：55-58.

[149] Babu，A. J. Cx and Suresh，N. Project management with time，cost and quality considerations[J]. European Journal Operations Research，1996（88）：320-327.

[150] 价值工程方法基础，罗伯特 B 斯图尔特邱菀华机械工业出版社.

[151] G. Jennifer. Communications and Organisational Virtuality[J/OL]. Virtual Organisation-Net Newsletter，1997，1（5）.

[152] Zhang guogzong. A Research on the Integrated Value Management of PPP project Based on Hall's Three Dimensional Structure. International Conference on Value Engineering&Project Management 2015，ICVE&PM'2015.

[153] P. V. Reddy，H. Chen. Pre-design planning with intelligent project development brochure（IPDB）system[C]. Proceedings of the 5th International Conference on Computing in Civil and Building Engineering. 1993（6）：1786-1793.

[154] J. Alkayyali. An automated cost planning system（ACPS）for construction projects[C]. Proceedings of the 5th International Conference on Computing in Civil and Building Engineering-V-ICCCBE Jun. 1993：303-310.

[155] P. Gawthrop. Environment for specification，design，operation，maintenance，and revision of manufacturing control systems[C]. IEEE Conference Publication，1990：104-110.

[156] D. K. H. Chua，P. K. Loh. Critical Success Factors for Different Project Objectives[J]. Journal of Construction Engineering and Management. 1999（6）：142-149.

[157] 王端良. 建设项目进度控制[M]. 北京：中国水利水电出版社，2001.

[158] Harold Kerzner. Project Management：A Systems Approach to Planning，Scheduling，and Controlling（seventh edition）[M]. Canada：John Wiley&Sons，Inc. 2001.

[159] 左美云. 国内外企业知识管理研究综述[J]. 科学决策，2000（3）：31-37.

[160] 廖开际. 知识管理原理与应用[M]. 北京：清华大学出版社，2007.

[161] 储节旺，周绍森，谢阳群等. 知识管理概论[M]. 北京：清华大学出版社，2006：30-31，36，76-78，112-113，106，210-211，169-174.

[162] 张桂平，尹宝生，蔡东风. 知识管理综述[J]. 沈阳航空工业学院学报，2008，25（5）：46-52.

[163] 林东清. 知识管理理论与实务[M]. 北京：电子工业出版社，2005.

[164] Simon Lelic. Karl Wiig Interview [EB/OL]. http：//www. krii. com/downlo-ads/wiig_km_interview. pdf.

[165] Peter Senge. The Fifth Discipline：The Art&Practice of the Learning Organization [M]. Currency Doubleday Press，1990.

[166] Nonaka I，Takeuchi H. The Knowledge-creating Company：How Japanese Companies Create the Dynamics of Innovation[M]. Oxford University Press，1995.

[167] AmritTiwana. Knowledge Management Toolkit：The Practical Techniques for Building a Knowledge Management System[M]. Prentice Hall Press，1999.

[168] 奉继承，赵涛. 知识管理的过程观与资源观的统一论——兼评《知识型企业的管理》[J]. 图书情报工作，2004（9）：121-124.

[169] 朱湘岚,樊金海,成虎. 基于WBS的工程项目管理信息系统软件开发[J]. 基建优化,2002,23（1）：33-35.

[170] 奉继承. 知识管理理论、技术与运营[M]. 北京：中国经济出版社，2006.

[171] 张瑞玲，贾燕. 知识转化与知识挖掘[J]. 中国信息导报，2005（3）：44-46.

[172] 冯积社. 软件项目管理与一般项目管理的比较分析[J]. 陇东学院学报，2005（3）：11-13.

[173] 高琰，谷士文等. 软件项目管理的知识语义模型[J]. 计算机工程，2004（1）：89-91.

[174] 叶茂林. 知识管理及信息化系统[M]. 北京：经济管理出版社，2006.

[175] 余振华，李文. 浅论企业信息化与知识管理[J]. 企业经济，2005（12）：59-60.

[176] Martin Schindler, Martin J. Eppler, Harvesting project knowledge: a review of project learning methods and success factors[J], International Journal of Project Management 21（2003）：219-228.

[177] Bowen HK, ClarkKB, HollowayCA, Wheelwright SC. The perceptual enterprise machine-seven keys to corporate renewal through successful product and process development[M]. New York：Oxford University Press，1994.

[178] Mike Bresnen, LindaEdelman, Sue Newell, Harry Scarbrough, Jacky Swan. Social practices and the management of knowledge in project environments[J]. International Journal of Project Management，2003（21）：157-166.

[179] GrantR. Prospering in dynamically competitive environment：organizational capability as knowledge integration[J]. Organization Science，1996，7（4）：375-387.

[180] Jimmy C. Huang, Sue Newell. Knowledge integration processes and dynamics within the context of cross-functional projects[J]. International Journal of Project Management，2003（21）.

[181] Scott Fernie, Stuart D. Green, Stephanie J. Weller, Robert Newcombe, Knowledge sharing：context, confusion and controversy[J]. International Journal of Project Management，2003（21）：177-187.

[182] 仇元福，潘旭伟，顾新建. 项目管理中的知识集成方法和系统科技管理[J]. 科学学与科学技术管理，2002（8）：37-40.

[183] 王众托. 项目管理中的知识管理问题[J]. 土木工程学报，2003，36（3）：5-10.

[184] Wiig K. Knowledge management foundations[M]. Arlington，TX：Schema Press，1993.

[185] Kaj U. Koskinen, PekkaPihlanto, HannuVanharanta. Tacit knowledge acquisition and sharing in a project work context[J]. International Journal of Project Management 21（2003）：281-290.

[186] Amrit B. Tiwana, ThAe Influence of Knowledge Integration on Project Success：An Empirical Examination of E-Business Teams[D]. Georgia State University，2001.

[187] RamyZaghloul, Francis Hartman. Construction contracts：the cost of mistrust[J]. International Journal of Project Management. 2003（21）：419–424.

[188] 夏敬华，金昕. 知识管理[M]. 北京：机械工业出版社，2003.